薬に頼らず アトピーが よくなる7つのカギ

川井筋系帯療法治療センター院長
川井太郎

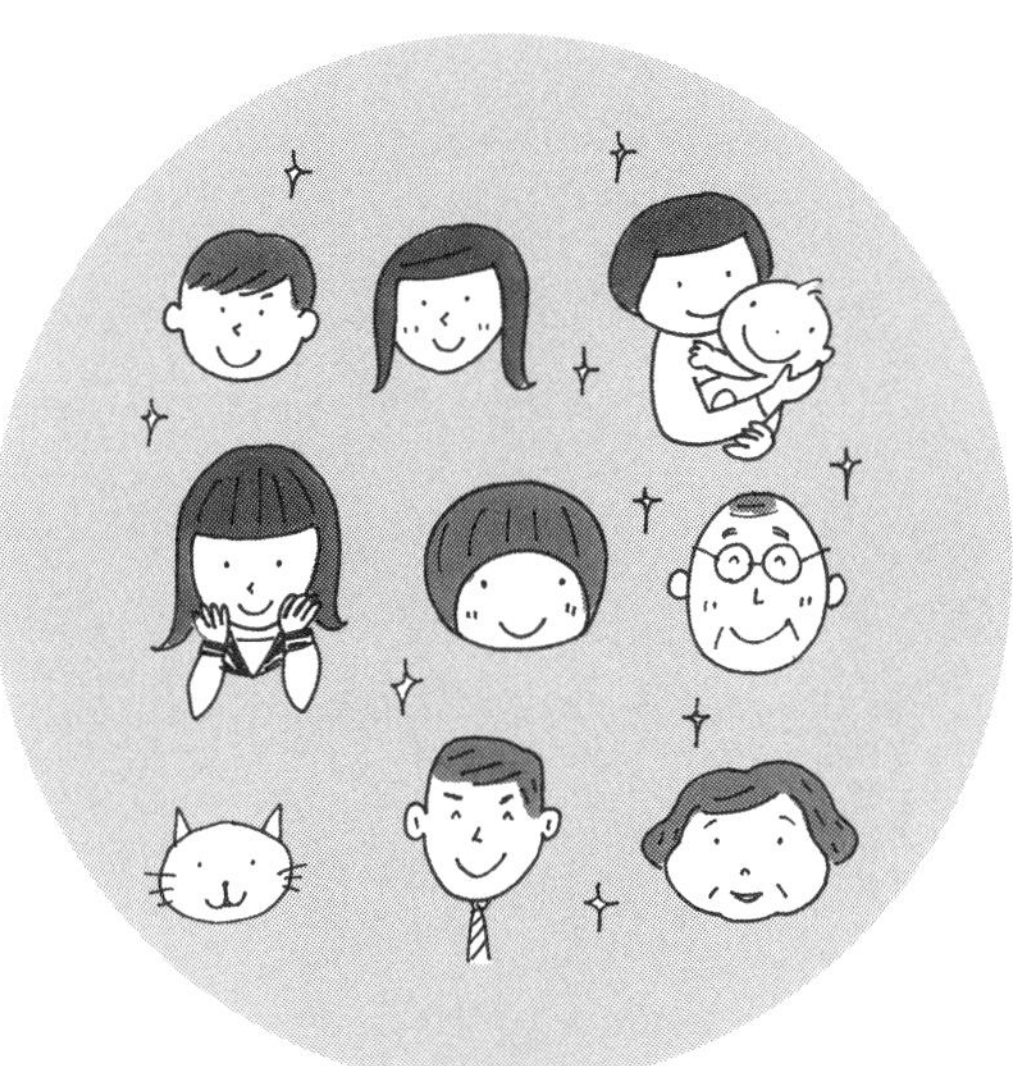

わかさ出版

はじめに

アトピー性皮膚炎でお悩みの方へ

本書を手にされたのは、病院の治療やさまざまなセルフケアを試してみたものの、思うようによくならなかった方々ではないでしょうか。

最近は、インターネット上にもアトピー性皮膚炎（以下、アトピー）に関する情報や体験談が乱れ飛んでいます。「○○という薬が効いた」、逆に「薬をやめたらよくなった」とか、「温泉に行ったらよくなった」とか、「引っ越してから改善した」、「肉食をやめたらアトピーが治った」、「シャンプーや石けん洗いがアトピーの原因だった」……。

しかし、ほかの人が「よくなった」ことを同じように行っても、よくなる人とよくならない人がいます。なぜ、私はよくならないのだろうと悩んでいる人もいることでしょう。

ひとくちに「アトピー」と診断されたとしても、症状の出る部位や皮膚の状態、薬の使用状況などは人によって異なり、日常生活の状況も違います。それらの違いを考慮に入れず、「アトピーだから」といって同じ対処をしているところに、実は大きな問題があるのです。

そもそも病気や症状は、人体に本来的に備わっている「自然治癒力」によって治っていくもので、薬はその補助に過ぎません。症状がなかなか改善しない、薬を使っても症状がぶり返してしまう人は、自然治癒力が適切に発揮されていない状態だといえます。

では、自然治癒力を最大限に発揮できる状態にするにはどうすればいいか？

それも人によってそれぞれ違いますが、私たちは40年以上にわたってアトピーで悩む人たちとともに歩み、悩みながら、その最重要のカギは7つに集約されることを突き止めました。自然治癒力を高めれば、病院で見放されたような重症例でも皮膚は再生し、快方に向かうでしょう。

今、あなたや大切な家族が閉じ込められている「アトピー」という状況から抜け出すには、そのカギを使って出口へと通じる7つの扉を開かなければいけません。7つの扉は、人によって閉じたままのものもあれば、すでに開かれている扉もあります。

あなたを閉じ込めているのはどの扉なのか？　その扉のカギを手にするには何をすればいいか？　本書では、それら7つのカギの入手法をわかりやすく紹介します。

薬のいらない健康的な皮膚を取り戻すために、ぜひ、私といっしょにカギを1つずつ手に入れていきましょう。

川井筋系帯療法治療センター　院長　川井太郎

目次

第2のカギ　薬の使い方　59

第3のカギ 真のスキンケア 91

第4のカギ 体のゆがみの調整 119

第5のカギ バランスのいい食事 155

第6のカギ 睡眠の質の向上 175

序 章

アトピーは治らない病気ではない

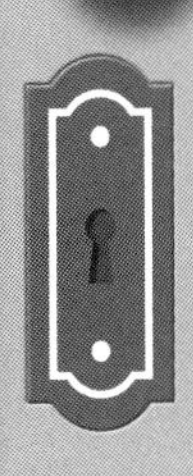

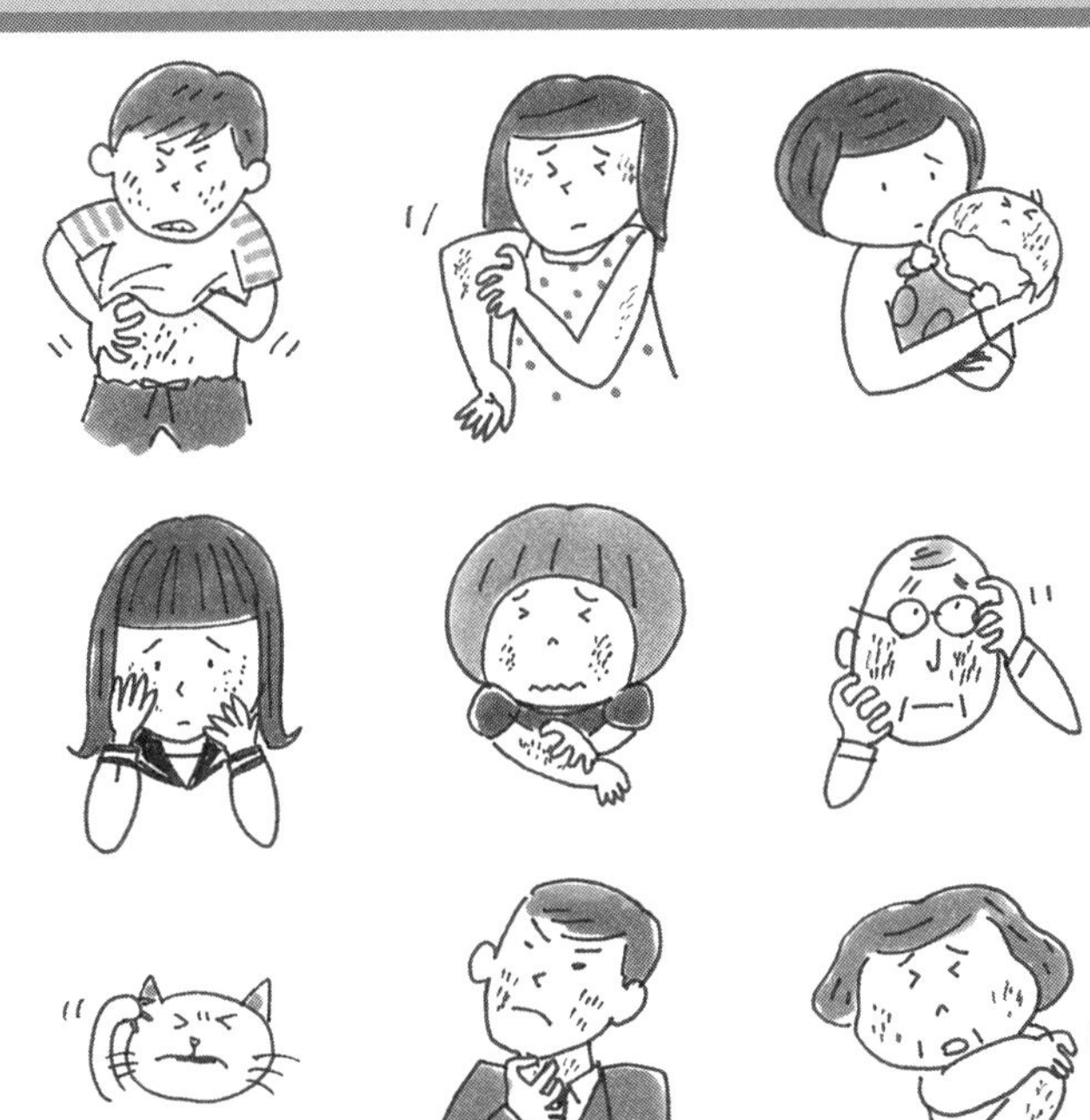

悪戦苦闘して行き場を失っているアトピー難民

子どもから大人まで、アトピー性皮膚炎で悩んでいる人が年々増えつづけています。

私も毎日といっていいほどアトピーに悩む人たちと接していますが、どなたもご自身のひどいかゆみや肌荒れ、ひび割れによる痛みなどを切々と訴えられていて、「いろいろな治療法を試してみたんですけどね……」と落ち込んだ表情をされています。

おそらく、どの治療法も期待したほどの効果が現れなかったのでしょう。中には、アトピーが慢性化して何十年もつらい思いをしている人もいます。

「今まで薬を何種類も変えてきました。新薬を使っているところがあると聞けば、病院を変えて試してみましたが、しばらくすると、肌はもとの状態に戻ってしまいます」

こんなことを話していた人もいました。

「肌の状態は一進一退です。あまりよくなっているとは思えませんが、ほかに対処のしようもないですし……」

「今受けている治療に過度な期待はしていませんが、何かしないことには気の紛らわしようもないほど常にかゆみや痛みに襲われて、本当に心が折れそうです」

私が会った患者さんの多くに共通するのは、あきらめに似た感情と、焦燥感です。日ごろから肌のかゆみやカサつきと向き合わねばならず、その状態が何年も何十年も続いていれば、いつのまにか気がふさいでしまうのも無理はありません。

医療は日進月歩で発達しているのに、なぜ患者さんたちの満足とはほど遠い結果しか残せていないのでしょうか？

インターネットやソーシャル・ネットワーキング・サービス（以下、ＳＮＳ）でもアトピーにかかわる情報が医師や患者さんたちから無数に発信されているのに、それが役立っているといえないのはなぜでしょうか？

私はこう考えます。現在のアトピー治療は、その本質的な原因とは少しはずれたところで行われているからではないかと。

約30年で倍増したアトピーの患者数は45万人以上

どんな病気であれ、患者さんには身体的にも精神的にも大小の負担が生じますが、皮膚は「目にみえる唯一の臓器」といわれているように、人目にさらされる分だけ、特有の悩みがつきまといます。

ある企業では、アトピー治療で通院経験を持つ人にアンケート調査を行っています。その調査結果によれば、「自分に自信が持てない」（87・3％）、「結婚・恋愛への不安」（86・4％）、「人と接するのがおっくう」（84％）、「経済的な不安」（83％）、「完治しないことへの不安」（67・3％）、「いつ症状が出るかビクビクしている」（63・2％）といった回答が上位を占め、私の治療センターを訪れる人たちも同様の不安を口にしています。

また、若い女性を対象にした調査でも、「メイクができないので気が引ける」「勤務中に周囲の目が気になる」「対面の仕事がつらい」といった回答が多く集まりました。とりわけ、恋愛や結婚について引け目を感じたり、臆病（おくびょう）になったりするといった回答が60%を超え、成人後もアトピーに悩まされている女性たちの本音が透けてみえるようです。

医学が発達した現代でも、いまだにはっきりした原因がわからず、十分な対応もできていない病気や体調不良が数多くあります。患者数が減るどころか、逆に増えている病気もあり、子どもから大人まで幅広い年代で問題となっているアトピーもその1つです。日本のアトピーの総患者数は、2014年（平成26年）の調査では45万6000人となり、1987年（昭和62年）に調査した22万4000人から倍増しています（厚生労働省　平成26年患者調査）。

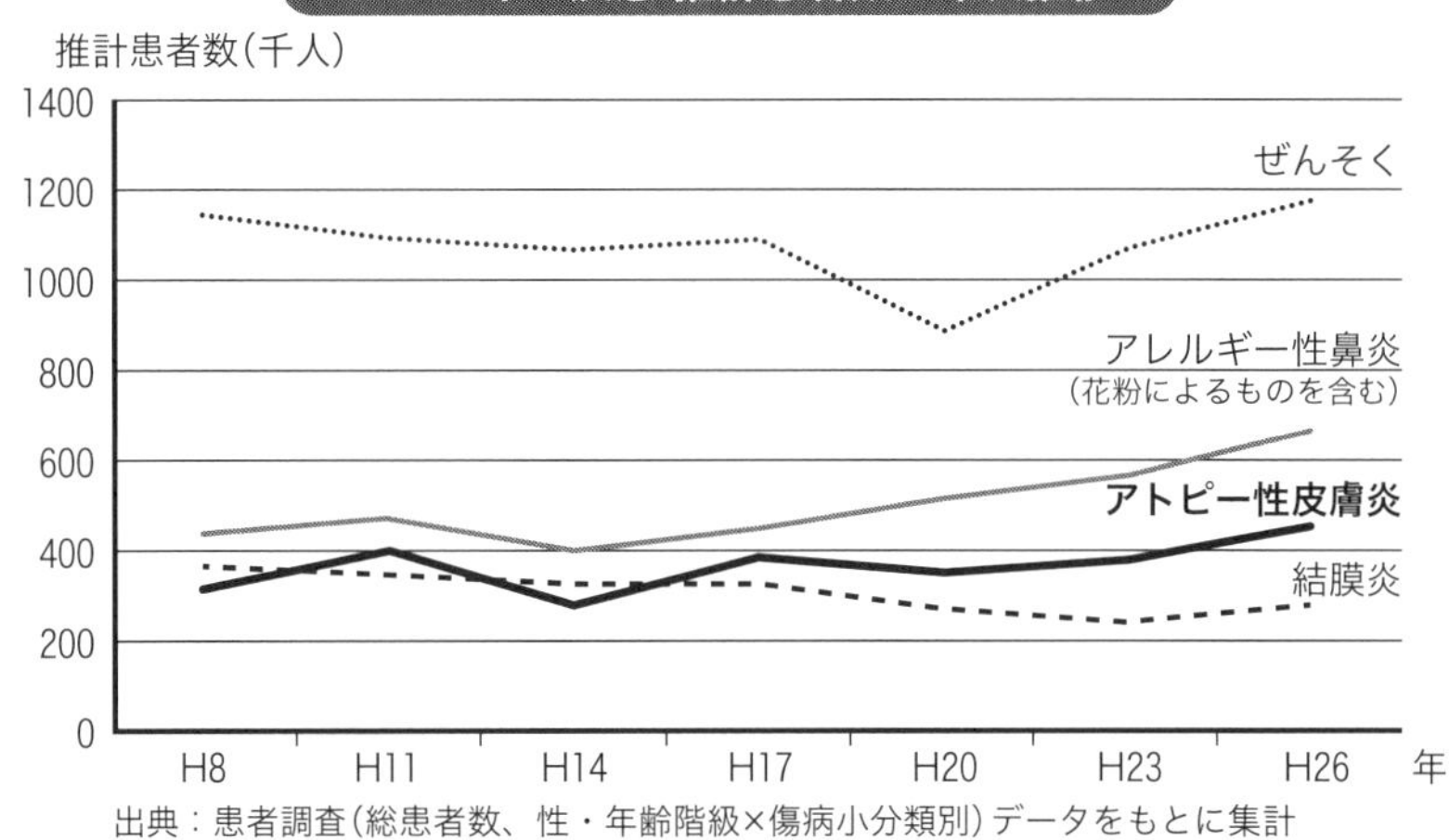

以前は、アトピーといえば子どもの病気だと思われていました。というのも、当時は患者さんの90％が5歳までに発症するといわれていたためで、成長とともに症状が軽くなり、成人するまでには治ることが多かったせいでしょう。

ところが、近年では大人のアトピーが目立って増えています。患者総数のうち0～19歳が36％、20～44歳が44％、45～69歳が16％、70歳以上が4％と、20歳以上のアトピー患者が64％を占めているのです。

現在、皮膚科や小児科などでは、ど

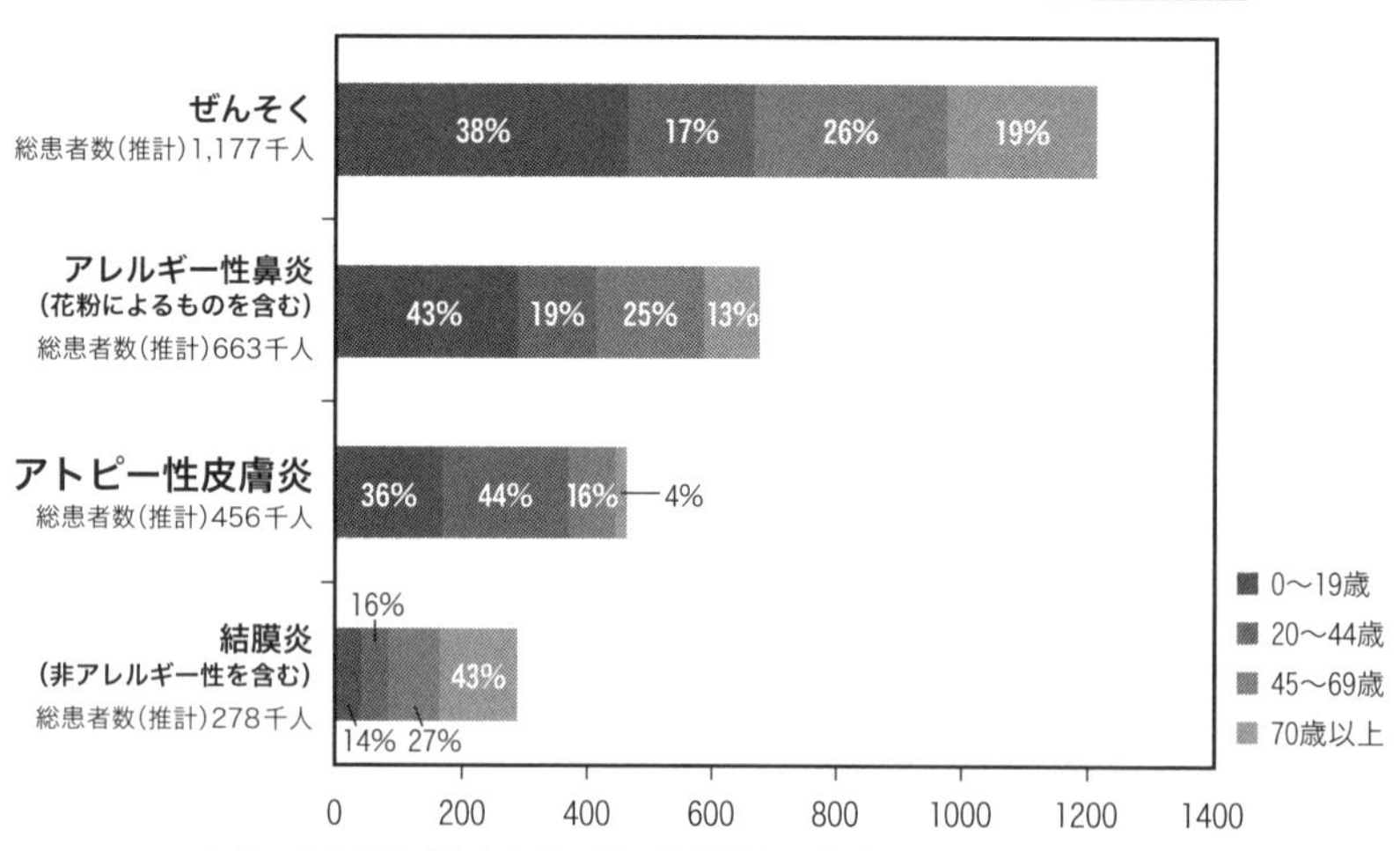

出典：患者調査(総患者数、性・年齢階級×傷病小分類別)データをもとに集計

のような治療が行われているかといえば、その大半で実施されているのは日本皮膚科学会や厚生労働省研究班がまとめた「アトピー性皮膚炎診療ガイドライン」で推奨されている「標準治療（ステロイド薬や保湿薬など薬剤による治療法）」です。

この標準治療によって、かゆみがなくなり、もとの肌に戻ったという患者さんも多数いることは間違いありませんが、統計からも推測されるように、標準治療を受けていても回復せず、慢性化してしまった人がおおぜいいることも事実なのです。

そもそもアトピー性皮膚炎ってどんな病気？

まずは、皮膚科や小児科の医師が診療の指針としている最新の「アトピー性皮膚炎診療ガイドライン2018」をみてみましょう。このガイドラインでは、アトピー性皮膚炎を次のように定義しています。

「**増悪と軽快をくり返す瘙痒（かゆみ）のある湿疹を主病変とする疾患。患者の多くは『アトピー素因』を持つ。**――特徴的な左右対称性の分布を示す湿疹性の疾患で、年齢により好発部位が異なる。乳児期あるいは幼児期から発症し小児期に寛解するか、あるいは寛解することなく再発をくり返し、症状が成人まで持続する特徴的な湿疹病変が慢性的にみられる」

少しわかりにくいかもしれませんが、要約すれば、次のような主旨です。

❶かゆみがある
❷よくなったり悪くなったりをくり返す
❸患者さんの多くは「アトピー素因」という体質がある
❹特徴的な湿疹が左右対称に現れ、年齢によってできやすい場所がある

そして、乳児期に発症し、成長するにつれて多くの人は治っていくものの、中には成人しても慢性的に続く人もいる、というわけです。

また、皮膚の症状や部位、程度などは人によってさまざまです。皮膚の状態をイメージしやすいように、カサカサ、ブツブツ、ジュクジュク、ゴワゴワというように形容されますが、症状が悪化する「急性期」、症状が安定している「慢性期」によって、皮膚には主に次のような特徴がみられます。

皮膚状態の種類

急性期にみられる皮膚状態

- 紅斑（こうはん）……赤みのある状態
- 湿潤性紅斑（しつじゅんせいこうはん）……赤くてジュクジュクの状態
- 丘疹（きゅうしん）……盛り上がってブツブツの状態
- 漿液性丘疹（しょうえきせいきゅうしん）……水ぶくれのあるブツブツの状態
- 鱗屑（りんせつ）……角質がカサカサとむけてくる状態
- 痂皮（かひ）……かさぶた

慢性期にみられる主な皮膚状態

- 湿潤性紅斑
- 苔癬化（たいせんか）……象の皮膚のようにゴワゴワの状態
- 鱗屑

●痂皮
●色素沈着……………炎症を起こした部分が黒ずんでみえる状態
●色素脱失……………皮膚の一部が抜けたように白くなる状態

さらに、これらの症状が現れやすい部位もあり、年齢によって部位が変わってくることもわかっています。

症状が現れやすい部位

湿疹などの症状は、体の左右のほぼ同じ場所に現れるという特徴があります。

とくに、皮膚のやわらかい部分、たるんだり、くぼんだりしてシワになる部分にできやすく、具体的には、おでこ、目や口の周囲、耳の周囲、首の周辺、胸、手や手首、ひじの内側やひざの裏側などに症状が現れます。

年齢別に症状が現れやすい部位

●2歳未満……口の周囲やほおに紅斑や丘疹が現れる。ジュクジュクとした湿疹が特徴。徐々に首、ひじやひざの裏、手首や足首などの屈曲部にも現れる。

●2～12歳……屈曲部だけでなく全身に湿疹などが現れる。皮膚は乾燥してカサカサし、強くかいた部分はゴワゴワと厚く硬くなりやすい。耳の周囲の皮膚が切れること（耳切れ）も多い。

●思春期以降……上半身（顔・首・胸・背中・腕）に強い症状が現れやすい。アトピー特有の赤ら顔になったり、滲出液（しんしゅつ）が出たり、色素沈着や色素脱失が起こったりすることもある。

病院で行われている「標準治療」とは

この本を手にしたみなさんは、さまざまな医療機関でアトピーの治療を受けてきたことと思います。私の患者さんの中にも「いくつも病院を受診してきたけど、どこも処方される薬は同じ」と不満をもらす人が少なくありません。それは、ほとんどの病院でガイドラインに沿った診断と治療が行われているからでしょう。

つまり、現代医学では、これまでに紹介したような症状があれば、「アトピー性皮膚炎」と診断され、ガイドラインで推奨されている標準治療が行われる流れになっています。その結果、総合病院でも皮膚科クリニックでも同じタイプの薬が処方されるというわけです。

病院で行われている**標準治療は、ステロイドの塗り薬と保湿薬が2本柱**になります。

アトピー性皮膚炎とは、皮膚に「炎症」が生じている状態ですから、炎症を抑えるための治療薬として「ステロイドの外用薬（塗り薬）」が処方されます。

また、アトピーの人は、皮膚のバリア機能が低下していると考えられています。バリア機能とは、皮膚の一番外側にある角質層という組織が、内部に水分や皮脂を蓄えたり、細菌や異物が侵入するのをブロックしたり、外部から受ける刺激を和らげたりする機能です。

角質層の構造がもろくなると、内部の水分が蒸発して乾燥し、雑菌が侵入しやすくなるため、皮膚のバリア機能の低下に対して用いられるのが「保湿薬」です。

このように、**ステロイド薬をもって炎症を抑え、保湿薬によって乾燥を防ぐ**のが、病院で行われている治療のスタンダードなのです。しかし、先の統計結果をみると、アトピーの患者数は減っていないどころか、むしろ年を追って増加していきます。実際に当院に相談にくる人たちも、あちこちの病院で標準治療を受けて、それでも改善にいたらなかった「アトピー難民」ばかりなのです。

医師も患者もステロイドに頼らざるをえない事情

患者さんの多くは、ステロイド薬を塗りつづけていれば、いつかアトピーが治ると期待しています。患者さんの考える治療のゴールとは、薬を使わなくてもかゆみや湿疹もないきれいな肌になること、そして将来にわたって再発させないことでしょう。

これに対して現在の標準治療は、患者さんの主症状を取り急ぎ緩和させることに主眼を置いた「対症療法」です。医師は、「今現れている症状の緩和に限られた対症療法」を念頭に置いているので、アトピー治療の目的も次のようになります。

症状がない。もしくは、軽微ないし軽度の炎症はあるが、急性に悪化することはまれで、悪化しても持続しない状態。

このように、アトピー治療に対するゴールは、患者さんと医師の間に考え方の違いがあるのです。

標準治療で使われる第一選択薬は、塗布することで皮膚の炎症を抑えるステロイド薬です。強さによって5つのランクがあるほか、軟膏（なんこう）、クリーム、ローション、ジェル、テープ、スプレーなどのタイプに分かれ、重症度や症状の現れている部位に応じて、強さとタイプを組み合わせながら処方されます。

ステロイド薬は、皮膚科などでは50年以上も前から治療薬として使われていました。以前は、長期使用による副作用（骨粗鬆症（こつそしょうしょう）・糖尿病・高血圧・白内障・緑内障を併発しやすくなる）が問題になったこともありますが、それは注射や飲み薬のように全身にいきわたる場合で、皮膚からの吸収のレベルではほとんど心配ないと考えられています。

そこで、重症の場合は、強力なステロイド薬で炎症を抑えこみ、鎮静化してきたら作用の穏やかなタイプにしたり、塗る量を減らしたりと、医師の管理のもと、段階的に減薬していくという方法が一般的です。

ステロイド薬については、後ほどくわしく説明しますが、強力な塗り薬の場合は、皮膚からの吸収でも飲み薬に匹敵する副作用のリスクがあるともいわれています。しかし、現実には、処方される薬の強さも量も医師の裁量しだい。当院でもアトピー患者さんの多くが、「ステロイド薬を塗る量も、やめどきも、医師によってそれぞれ違うので、どの治療が本当に正しいのかわからない」と不安をもらしています。

一方、医師の立場からすれば、強烈なかゆみをどうにかしてほしいと懇願する患者さんに対しては、すぐにでも症状を抑えてらくにしてあげたいと思うはずです。そこで、まずステロイド薬を処方して、患者さんにかゆみや湿疹をしのいでもらう対症療法をくり返すことになるのです。

さらに、いつも大混雑の皮膚科の待ち時間を考えたら、時間に追われる患者さんほど時間短縮のために薬だけを求めにきますし、医師も「前回と同じ薬」を処方すれば、とりあえずは患者さんのつらい症状を鎮めることができます。

患者さんと医師が最優先するのは、現在のつらい症状を一時的にでも緩和させること。ステロイド薬は即効性を発揮するため、患部に塗る➡症状が落ち着く➡ぶり返す➡薬で押さえる、といったモグラたたきをくり返し、いつのまにか医師も患者さんもステロイド薬頼みになっている現実があることは否定できないでしょう。

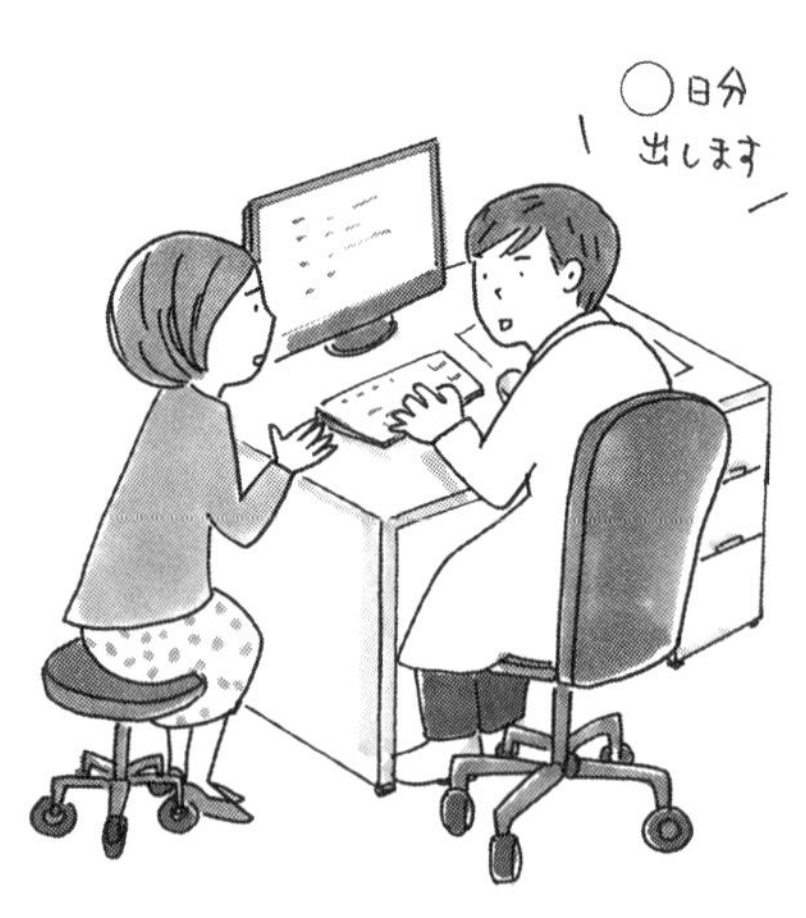

患者さんの約20％は非アレルギー体質

アトピーと関連づけられやすいのが、アレルギーです。ガイドラインの定義の中にも「アトピー素因」という言葉がありましたね。病院でも初診の問診では、家族や患者さん本人にアトピー以外のアレルギー症状がないか質問されるので、覚えがある人もいるでしょう。

もともと「アトピー」という言葉の由来は、atopia（アトピア）。これは「場所が特定されていない」、「奇妙な」という意味のギリシャ語です。1923年に2人の医師が、家族や親戚などの血縁間に発症した湿疹などの症状を、このように命名しました。以来、1世紀近くにわたって、原因の特定できない湿疹の出やすい体質を「アトピー体質」と呼ぶようになりましたが、やはり現在でもアトピーの真相は藪（やぶ）の中といった状態なのです。

それを物語るように、患者さんの約20％はアレルギー体質ではないという報告もあり、アトピーを「アレルギー病」と呼ぶことに首をかしげる医師も少なくありません。私自身も多くの患者さんと接する中で、アトピーがアレルギーだけで片付けられるほど単純ではないことを実感しています。

原因のわからない病気に対して医師は治療を行うのですから、「今ある症状を抑えるための治療（対症療法）」に行き着いてしまうのも無理はありません。

子どものアトピーはお母さんにとってもツライ

私は、父の代から40年以上続く整体治療院を運営し、25年以上ほぼ毎日、子どもから大人までさまざまな症状で悩む患者さんたちに向き合ってきました。肩こりや腰痛、ひざ痛、慢性疲労のほか、冷え症やむくみ、便秘、生理痛、ぜんそく、そしてアトピーの人も全国から来院します。

アトピーの相談者には、お母さんに連れられた乳幼児から学生さん、スーツ姿のビジネスマンやＯＬさんまで、実に幅広い世代がいます。

こうした人たちの多くは、皮膚科や小児科をはじめとし、複数の病院や治療院を転々とするアトピー難民といわれるような人ばかり。ですから、当院では、次のような会話が日常的にやり取りされています。

お母さんといっしょに来院した小学生女子のAちゃんは、顔から首にかけて、お腹や両腕のひじの内側、ひざの裏側など、全身にかき傷や肌荒れがありました。

「生後1歳を過ぎたころから、手の甲や口の周囲に湿疹が出はじめました。皮膚科でアトピーと診断され、処方されたステロイド薬を塗ったのが始まりです。それ以来、皮膚がきれいになったら薬を中断し、湿疹が出たら薬を塗るというくり返しでした。3歳半のころからは漢方薬を服用したり、傷をラップなどで覆う湿潤療法を試したりしましたが、娘のアトピーは悪化するばかりで……」

このような、こじらせ型のアトピーの相談はとても多く、小さな体で強烈なかゆみや肌荒れと闘わなくてはならないお子さんたちも気の毒ですが、なんとか助けてあげたいと願う家族の苦労も切実です（体験談は208ページ参照）。

受験を控えた中学生男子、B君の場合も、顔や首、耳、ひじの内側、ひざ裏、太ももがひどくかゆいと話していました。B君のいうとおりに額の皮膚ははれて黄色くなり、滲出液がにじんでいました。お腹全体が赤くなり、肩やわきの皮膚は硬くて弾力性がなく、全身のあちこちにたくさんのかき傷がみられたのです。

「肌が乾燥しているときは、全身に保湿薬を1日3〜4回、湿疹には漢方の塗り薬を1日に数回つけています。それ以外にも漢方薬を服用することもありましたが、

全くよくなりません。もうすぐ受験なので、かゆみを気にせずに勉強に集中したいです」（体験談は210ジペー参照）

職場でも苦労が絶えない大人アトピー

アトピーといえば、かつては子どもの病気と考えられていましたが、近年では成人してからも湿疹に悩まされる人が少なくありません。

大人アトピー（成人型アトピー性皮膚炎）には、子どものころからの症状がよくなったり悪くなったりをくり返して成人にいたる「継続型」もあれば、子ども時代のアトピーがいったんは治まり、大人になってから再び症状が現れる「再発型」もあります。

そんな大人アトピーに悩まされている20代後半男性のCさん（会社員）の場合は、14歳で湿疹などの症状が現れました。ステロイド薬はあまり効果がなかったので、さまざまな民間療法を試したり、アトピー治療で全国的に有名な病院にも通ったりしましたが、症状は改善しなかったとのこと。

「ただ体がかゆいだけではなく、苦しい、といってもいいくらいです。首や腕の皮膚がガチガチに硬くなり、関節がまっすぐに伸びなくなるので、体を動かすたびに皮膚が切れて痛みます。最悪の場合は体じゅうが痛くなって、体を動かすどころか、日差しを浴びたり風に当たったりするだけでもヒリヒリします。こんな日は、とても職場には行けません」

こうなると、かたときも薬を手放せなくなり、ステロイド薬と保湿薬だけでなく、さらに何種類もの薬を塗り重ねていたようです。

「痛みを和らげるために、薬を朝、昼、お風呂上がり、就寝前と毎日4回塗るのが日課になっています。時間もお金もかかって、精神的にクタクタなんです……」

（体験談は212ページ参照）

10代から続くアトピーが、社会人になって急に悪化したという30代女性のDさん。

「幼少期からひじの内側やひざ裏にアトピーがあったので、ステロイド薬と保湿薬を使っていました。それで高校生までは症状を抑えられていたのですが、大学卒業後に就職してから赤い湿疹が体じゅうに出るようになり、いつのまにか顔にも広がってきました。これだけ目立つ湿疹が顔にあるとメイクもできないし、接客の仕事もできるだけ避けるようにしています」

Dさんの場合は、両目から両頬、口の周囲にかけて炎症が広がり、首には深いシワが刻まれていました。かき傷もあるので、かゆみが強いのでしょう。事情を聞くと、仕事のストレスだけでなく、慢性的な睡眠不足も足かせとなり、症状が悪化しているようでした（体験談は214ページ参照）。

症状と身体的特徴に関連性があった

このように、当院にはアトピーで悩んでいる人たちがおおぜい訪れます。

「でも、なぜアトピーの人が整体治療院に通っているの？　整体治療院は病院ではないから薬や注射を使っているわけではないですよね？」と不思議に思う人もいるでしょう。

　そのとおりです。私たちの治療センターでは、病院のように薬物療法を行っているわけではありません。もともと私の父、川井武雄が「川井筋系帯療法」という整体治療を始めた40年前には、主に肩こりや腰痛、ひざ痛、慢性疲労の改善目的で通院する人がほとんどでした。

　一方で、患者さんの中には首、ひじ、ひざなどにかゆみを伴う湿疹のある人が少なからずいたのです。まだアトピー性皮膚炎という言葉が一般的になる前だったので、「このかゆみや湿疹は何だろうね？」と、患者さんとのん気に話していたそうです。

　しかし、筋肉の緊張をゆるめて、体の骨格を正す整体治療を行っていると、「最近、かゆみが出なくなりました」「湿疹や赤みが薄らいできたんですよ」という患者さんからの報告が相次いだのです。

　そこで、アトピーの患者さんたちの皮膚を写真（当時はまだ白黒写真が多い時代）に撮って症状の変化を記録しながら、体型・骨格の特徴や、症状と筋肉の緊張部位との関係などを調べていきました。その結果、症状と身体的特徴のあいだに一定の関連性があるとわかり、臨床研究を積み重ねるうちにアトピーの改善例も増えてきました。2001年には、それまでの臨床研究の成果として『実証アトピー性皮膚炎を治す治療革命』（川井武雄著）を出版しています。

ただし、すべての患者さんが順調に改善したわけではありません。早くよくなる人と、残念ながら思うように症状が改善しない人もいました。なぜ、「早くよくなる人」と「なかなかよくならない人」に分かれるのか？　その違いはどこからくるのか？

私たちはその後も研究を重ね、より深く体の特徴や皮膚の状態を観察し、症状の経過、薬剤使用の有無、種類、使用法、そして睡眠や食生活、スキンケアなど日常生活全般をヒアリングしていきました。そして、アトピーの対策には、さらにいくつかの改善ポイントがあるという仮説を発見したのです。

アトピー性皮膚炎と病院で診断される人でも、症状の出る部位や皮膚の状態、症状の経過などは人によって大きく違い、生活習慣も異なります。

さらに、アトピーの原因が百人百様であるように、そこから扉を開けて抜け出すためのカギも人によって違ってくるのです。そうした違いを区別せず「アトピー性皮膚炎」という言葉でひとくくりにしてしまい、従来どおりの治療や対処をくり返しているところに問題があったのではないでしょうか。

治療経験から導き出した「7つのカギ」

そもそも私たちが病気やケガから回復できるのは、**病原体から体を守る「免疫力」**や、**体の組織を新しいものに作りかえていく「新陳代謝能力」**など、人体に本来的に備わっている**「自然治癒力（自然回復力）」**が適切に発揮されているからです。

病院で処方される薬は、痛みやかゆみといった症状を一時的に抑えながら、その間に自然治癒力が発揮されるのを待つ、いわば「つなぎ役」に該当するのですが、いくら薬を使っても肝心の自然治癒力が発揮されないままのケースもあります。

したがって、薬を使っても症状が再発してしまう場合は、私たちの体に備わる自然治癒力が十分に働くように、体質そのものを変えなければいけません。

当院では、1人1人の患者さんから皮膚の状態や症状、既往歴、生活習慣などをくわしくヒアリングし、身体的特徴も調べていきます。このような検査を通して、皮膚に炎症を引き起こし、自然治癒力の妨げになっている原因を1つずつ根気よくみつけ出していくことが、遠回りのようで、実は改善への近道になるのです。

私は、アトピーは一生つきあわなければいけない病気ではないと考えています。事実、私たちは40年以上にわたってアトピーに悩む人たちと歩んできましたが、こじらせたアトピーから抜け出すことに成功した人はたくさんいます。そして、患者さんたちの症状の原因をいっしょに探り、アドバイスしてきた経験から考案したのが、アトピーを改善に導くための「7つのカギ」です。

自然治癒力を発揮してアトピーを改善するには、7つの重要なポイントがあります。

今あなたや大切な家族が閉じ込められている「アトピー」という状態から脱出するには、出口へと通じる7つの扉を開けなければいけません。それらの扉は、人によって閉じられている扉もあれば、すでに開かれている扉もあります。

あなたを閉じ込めている扉はどの扉なのか、その扉を開けるカギはどれか？

それらをみつけ出し、１つずつ扉を開けていけば、アトピーは改善へと向かっていきます。

さあ、これから閉じられた扉のカギを手に入れて、健康的な肌を取り戻すための道のりをともに歩んでいきましょう。

アトピーを克服した女性の症例

●自然治癒力が発揮される前

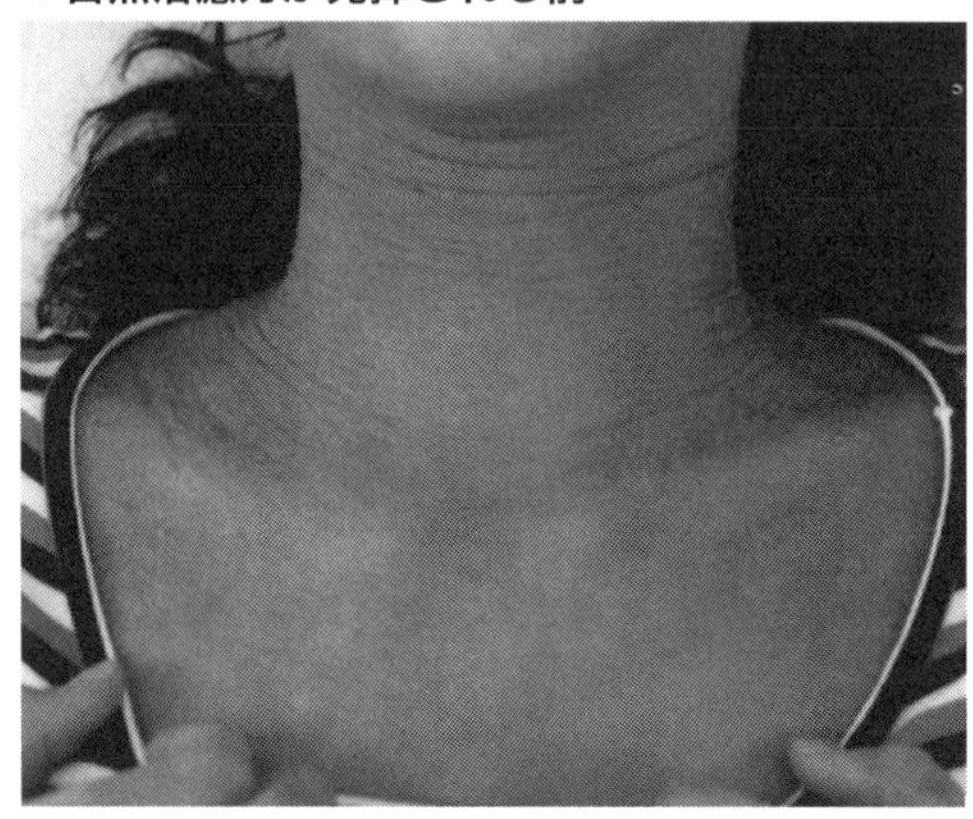

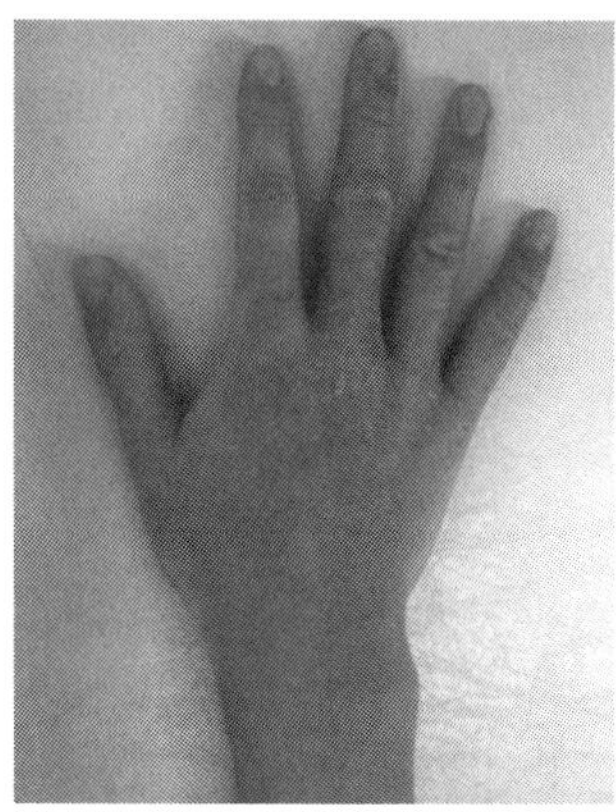

ステロイド薬の外用薬と内服薬を長期間使用していたが、頭皮や顔、首、腹部、腕、手など全身に赤い湿疹が広がり、皮膚もカサカサしていた。

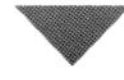

●自然治癒力が回復した後

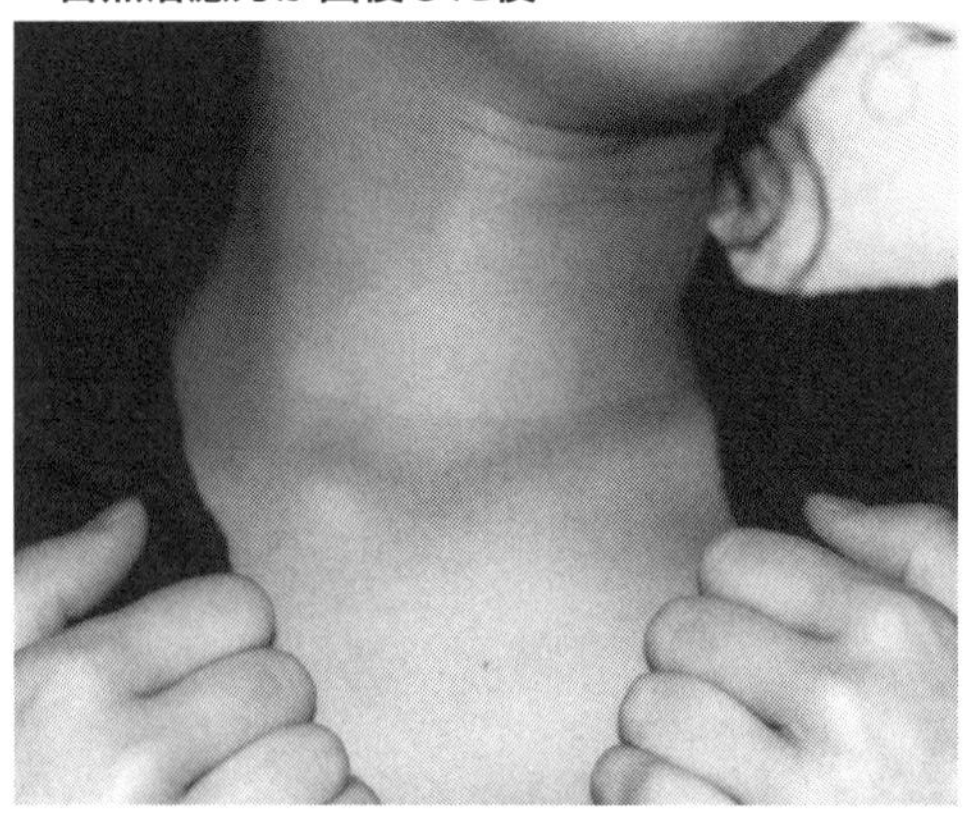

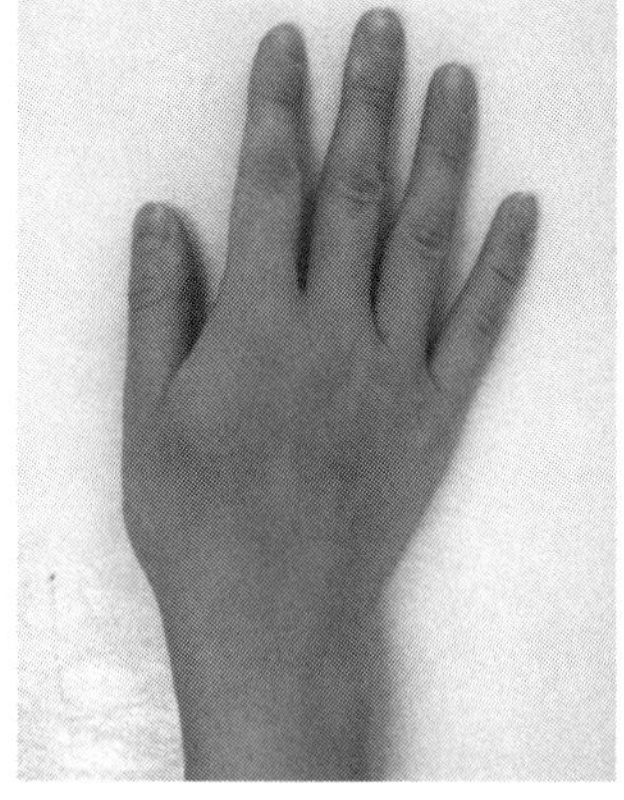

生活指導を受けながら日常習慣や薬の使い方などを見直した結果、少しずつ皮膚の自然治癒力が回復し、14ヵ月後には全身から湿疹がほぼ消え、首のシワもなくなった。

第1のカギ

自然治癒力のしくみ

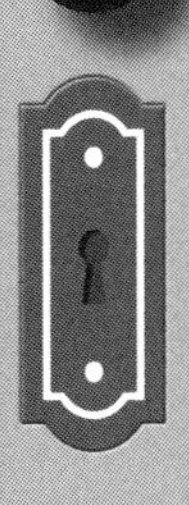

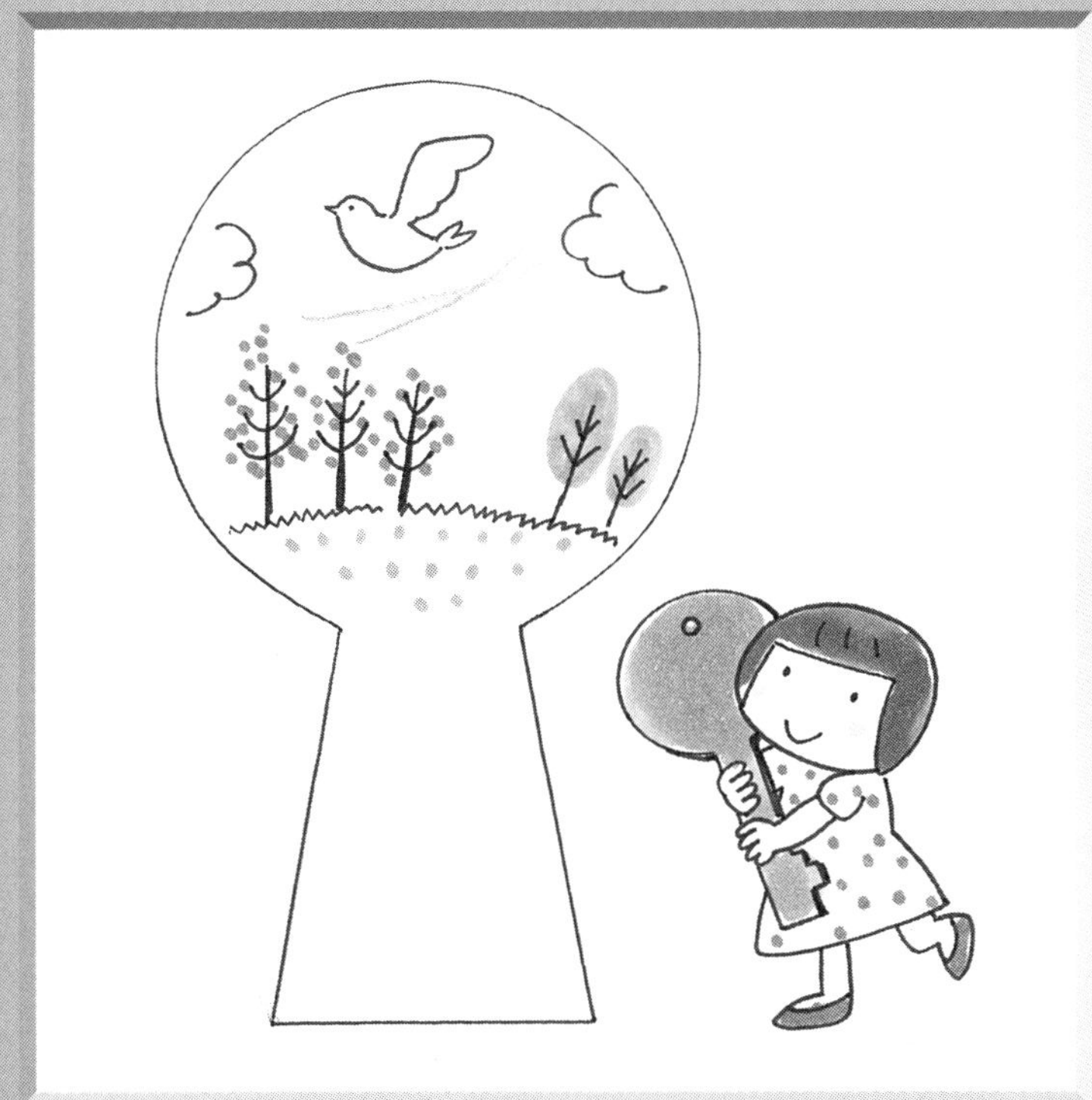

皮膚の構造を知ることが基本

これからみなさんには、アトピー性皮膚炎の回復を阻む扉から抜け出す7つのカギを1つずつ手渡していきます。

扉によってはガッチリとロックされていて、こじ開けようとしても手に負えない扉が現れてくるかもしれません。でも、安心してください。そんなときは、私がナビゲーターとして、扉を開けるカギの使い方を案内します。みなさんが、そのカギを手にして鍵穴に差し込めば、スーッと扉が開き、次に開けるべき扉がみえてくるでしょう。

この扉の解錠を7回くり返すたびに、みなさんの体に備わっている「自然治癒(ちゆ)力」が徐々に発揮されるようになり、やがて薬を必要としない健康できれいな肌へと変わっていくはずです。その道のりは平坦ではないかもしれませんが、けっして乗り越えられないものではありません。すでにアトピーで悩んでいた先輩の患者さんたちも、それぞれ閉じられた扉を1つずつ開けてアトピーから解放されました。

みなさんもけっしてあきらめず、すべての扉を開けてください。

では、1つめの扉を開ける第1のカギは何か？

それは、自然治癒力のしくみを具体的に理解するために、体の表面を覆う皮膚について正しく理解することです。アトピー性皮膚炎は、文字通り、皮膚の炎症が主症状ですから、なかなか改善せずに悩んでいる人は、最初に皮膚の基本的な構造についいて知っておきましょう。

皮膚のしくみを説明するにあたって、少し専門的な用語も出てきますが、それら1個1個を覚えようとする必要はなく、皮膚はどのようにできているか、また、健康な皮膚とそうでない皮膚の違いをしっかり確認してください。

健康な皮膚がどうやって作られていくのか知ることは、この先のカギを探すさいにも明るい灯火（ともしび）になります。

皮膚は3つの層が重なり合っている

私たちの体を包んでいる皮膚を広げると、成人で畳1枚分（1・6平方㍍）ほどもあり、全体重の約15％を占めているといわれます。筋肉の上に1枚の皮膚がペタッと張りついているわけではなく、服を重ね着するように何層もの皮膚が折り重なってできているのです。

大きく分けると、皮膚には3種類あり、1番下から「皮下組織」「真皮」「表皮」の順番になります。

皮膚のしくみ

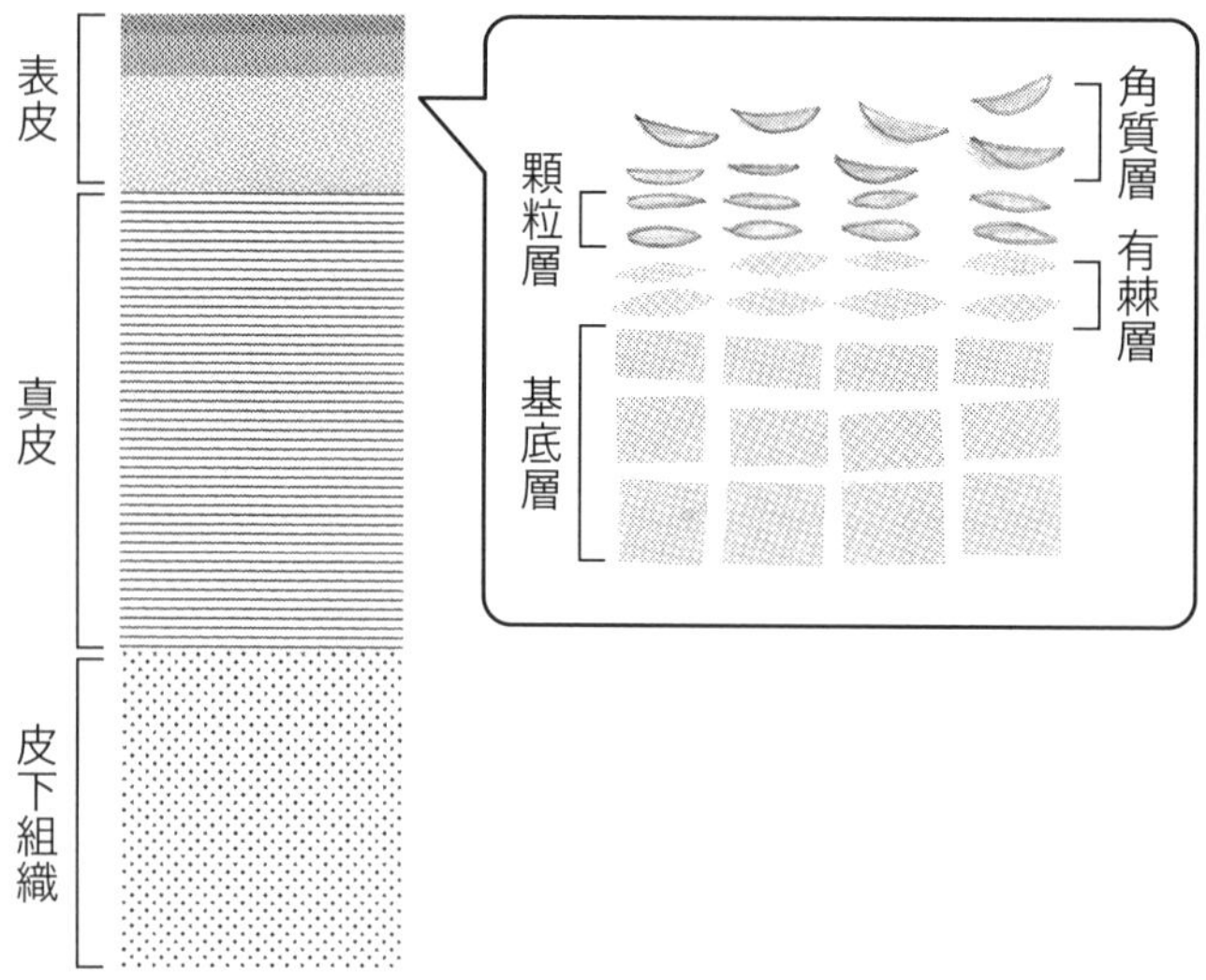

●**皮下組織**

皮膚の最下層にあり、筋肉と皮膚の境目にある組織です。主に脂肪細胞からできている皮下組織は、外部からの衝撃を吸収するクッション機能、体熱の放出を防ぐ保温機能、またエネルギーを蓄える貯蔵庫としての役割を担います。

●**真皮**

皮下組織の上にある真皮には、血管や神経、リンパ管（栄養分を補給したり老廃物を運び出したりするリンパ液の流れる管）が通っているほか、痛み・触感・温度などを感じ取るセンサーなどもあります。皮脂を分泌する脂腺（しせん）、汗を出す汗腺もある真皮は厚さが約2ミリで、ここが皮膚組織の大部分を占めています。

真皮の主成分は、コラーゲン、エラスチン、ヒアルロン酸などです。コラーゲンが真皮の骨組みとなって網の目状に張りめぐらされ、その間を満たしているのが弾力性を持つエラスチンと、水分を蓄えるヒアルロン酸です。

●**表皮**

真皮の上に重なり、皮膚の最表面となる表皮は、厚さが平均0・2ミリしかありません。しかし、細菌やウイルス、熱や紫外線といった外部からの刺激をガードしたり、体内の水分の蒸発を調整したりする役割を担い、皮膚を刺激や乾燥から防御するバリア機能の最前線になります。

表皮は食品ラップほどの厚さしかないものの、さらに下から基底層・有棘（ゆうきょく）層・顆粒（かりゅう）層・角質層の4層に分かれていて、そのほとんどが角化細胞（ケラチノサイト）からできています。角化細胞は、真皮と接している基底層で作られ、どんどん上の層へと押し上げられていきます。そして、最も外側にある角質層に達すると、垢（あか）になってポロポロとはがれ落ちますが、その間にも新しい角化細胞が基底層で作られているので、健康な皮膚の場合は一定の厚みを保ちつつ、バリア機能（潤いを蓄え、乾燥や外部刺激から肌を守る働き）も作動するしくみになっています。

角化細胞が誕生してから垢となってはがれ落ちていく周期を「ターンオーバー」といいます。ターンオーバーは、10〜20代で約28日、30代で約45日、40代で約55日といわれているように、年を取るほど周期は長くなっていきますが、常に新しい皮膚へと入れ替わっています。

このように、新しい細胞が次々と生まれて再生する機能こそが、自然治癒力の1

つである「新陳代謝」です。皮膚細胞のターンオーバーが一定の周期でくり返されていれば、外部からの刺激や老化などによって古い角質層がはがれ落ちても、下層から新しい角化細胞が出てくるので、丈夫で健康な皮膚を保てるのです。

細胞の新陳代謝が健康で丈夫な肌を作る

古くなって本来の働きを失った角化細胞が広範囲に何層も重なってくると、目にみえる大きさの「皮」となってむけてきます。

たとえば、日焼けをすると皮がボロボロとはがれ落ちてきますが、これは強い紫外線によって角化細胞が急激に老化し、バリア機能を果たせなくなってしまったからです。しかし、下から新しい健康な角化細胞が入れ替わってくるので、しばらくするともと通りの肌に戻ります。

そして、アトピーの皮膚がカサカサして細かい皮がむけてくるのも、実は、角化細胞が新陳代謝をしている途中経過なのです。

もっとも、アトピーの場合、ターンオーバーの周期がアンバランスになり、皮膚の再生がうまくいってないという点に問題があります。

角化細胞が不完全で未成熟のままはがれてしまうと、表皮のバリア機能が低下します。その結果、乾燥、服との摩擦、発汗といったごく弱い刺激でも皮膚が炎症を起こし、ますます湿疹を悪化させてしまうのです。また、角化細胞の作られるスピードが遅いと、古い細胞ははがれ落ちずにどんどん堆積していくので保湿機能も働きにくくなり、皮膚はザラついて黒ずみ、硬くなっていきます。

皮膚が荒れてしまう理由には、紫外線や外傷、細菌、ウイルスといった外的要因や、アトピーのような内的要因などさまざまですが、健康で丈夫な皮膚に戻るためには、自然な新陳代謝（細胞の再生）が必要になる点ではどれも同じなのです。

「かゆみ」には2つのタイプがある

かゆみで仕事や勉強に集中できない、かゆくて夜も眠れない、子どもがかゆみを我慢できなくて泣き叫んでいる――かゆみさえなんとかなれば、どれだけ毎日がらくになることか、そう思っている人が多いのではないでしょうか。

皮膚のかゆみは、アトピーの患者さんを苦しめる大きな悩みです。

病院で行うアトピーの標準治療では、炎症を抑えるステロイドの塗り薬のほかに、皮膚のバリア機能を補うための保湿薬、とくにかゆみが強い場合は、かゆみ物質であるヒスタミンを抑える抗ヒスタミン薬や抗アレルギー薬も処方されます。

しかし、実は「かゆみ」には大きく分けて2つの種類があり、アトピーを克服するには、これらをきちんと区別し、理解しておかなくてはいけません。

まず1つは、アトピー性皮膚炎や接触性皮膚炎（かぶれ）などのように「**❶皮膚の炎症によって起こるかゆみ**」です。

ダニや細菌、ウイルスなどの外敵が侵入すると、体の防御反応として患部に血液中から白血球（リンパ球）などの免疫細胞が送り出されます。そのさい、白血球が血管と患部を行き来しやすくするために、血管の壁を広げる「ヒスタミン」という物質を放出し、これが神経を刺激してかゆみが起こるのです。

外見上は皮膚が赤くはれて、皮膚の奥からかゆみが沸き起こってくるような感覚を伴います。具体的には、虫に刺されて皮膚が赤くはれたときのかゆみが、このタイプのかゆみに分類され、アトピーの症状として現れるかゆみも❶に当たります。

もう1つは、まつ毛が頬についたときや日焼けによって皮がむけたときなどのように、「**❷皮膚に刺激物や異物がついていることを知らせるかゆみ**」があります。

たとえば、まつ毛が頬についたとき、何となくむずがゆくなって無意識に手でかいて払い落としたりしていませんか？　皮膚表面に何かが触れると、それを知らせるために「かゆみ」という感覚信号が発せられます。そこで、私たちがその部位を手でかいて皮膚についた異物を払い落とすと、かゆみの信号も止まります。

外見上も皮膚が赤くはれることはなく、かゆみも比較的皮膚の表面付近に感じます。傷や炎症が治りかけのとき、かさぶたや古い皮がはがれかかってかゆみの出ることもありますが、これも❷のかゆみに該当し、炎症によって起こるかゆみとは異なります。かさぶたや古い皮がむけたときのかゆみは、正常な皮膚に戻る過程で必ず生じるものなのです。

このように、ひとくちに「かゆみ」といっても、❶と❷ではタイプが全く違いますよね。傷や炎症が治りかけのとき、かさぶたや古い皮がむけて起こるかゆみは❷に当てはまるので、アトピーの症状として起こる❶のかゆみといっしょにしてはいけないのです。

しかし、実際のところ、❶と❷は区別されることがなく「かゆみ」という言葉でひとくくりにされています。患者さんだけではなく医師や薬剤師も、きちんとかゆみの種類を区別している人は少ないのではないでしょうか。

❶の炎症によって起こるかゆみ（ヒスタミンによるかゆみ）に対して、皮膚の乾燥や皮がむけるのを防ぐ保湿薬が処方されている場合もあります。

逆に、皮膚が赤くはれ上がることもなく、かさぶたや古い皮がむけかかっていることを知らせる❷のかゆみ（異物の付着を知らせるかゆみ）に対してまで、抗ヒスタミン薬が処方されている人もみかけます。

それぞれ、かゆみの原因と関係のない薬が処方されていれば、いつまでたってもかゆみが消えないのは当然で、場合によっては、皮膚の新陳代謝を妨げることにもつながります。

みなさんもかゆみの性質の違いや皮膚の新陳代謝のしくみを理解していけば、かゆみに対してより効果的な対策をとれるようになるはずです。

皮膚は空気に触れてこそ活性化する

皮膚のしくみがわかったところで、新陳代謝を衰えさせる主な要因について考えてみましょう。

アトピーで皮膚科通いをしている人は、炎症を抑えるステロイド薬と乾燥を防ぐ保湿薬を処方され、「薬をしっかり塗って肌を乾燥させないこと」といわれてきたのではないでしょうか。

一般的な美容の肌ケアでも、テレビや雑誌では「乾燥を防ぐのが美肌作りの鉄則」と強調されているように、化粧水などを使った保湿が常識になっています。確かに保湿によってプルプルした肌が実感できるので、その常識を疑う人はあまりいないと思います。

では、なぜ薬を塗ったり保湿したりしているのに、アトピーが治らないのでしょうか？

実は、**皮膚は直接、空気に触れていることで汗や皮脂、老廃物の排出が活発に行われる**という性質があります。逆に、空気に触れていないと細胞の新陳代謝は低下し、皮膚は再生されにくくなると考えられているのです。

その例として、ケガをした傷に貼るガーゼや包帯、絆創膏(ばんそうこう)の構造を思い出してください。どれも、通気性のいい網目状の構造になっていますよね。傷口に雑菌が侵入するのを防ぐなら完全密封しておいたほうが効率的ですが、それでは傷口が空気に触れず皮膚の新陳代謝が遅々として進まないので、結果として傷口がふさがるのは遅くなります。

そこで、傷口がなるべく空気に触れて、皮膚の再生が促されるように、通気性のいい網目状の構造になっているわけです。

もう一例をあげると、化粧を思い出してもらうとわかりやすいかもしれません。ファンデーションやクリームといった皮膚表面に膜を張る化粧品は、1日の終わりには必ず落としますよね。注意書きにも「就寝前に必ずメイクを落としましょう」

と明記されています。

もし、皮膚に影響がないなら、1日じゅうつけていても問題はないはずです。しかし、化粧品を塗りっぱなしにしていると、空気に触れている時間が少ないため、皮膚の新陳代謝は低下してしまいます。その結果、古い角質が堆積(たいせき)し、くすんだ肌になりやすいのです。

皮膚に膜を張って空気との接触を妨げるという点では、化粧品、オイル、ステロイド薬、保湿薬も基本的には同じですから、これらを漫然と塗りつづけるのは、実は肌にとってあまりいいことではないのです。

では、なぜ皮膚科ではステロイド薬や保湿薬などを大量に処方するのでしょう?

それは乾燥によるかゆみが、アトピーを悪化させる要因になると考えられているからです。すなわち、**皮膚が乾燥する⬇皮がはがれ落ちる⬇かゆみが増す⬇かくことで皮膚の炎症が悪化する**、というサイクルを途中で止めるために薬の力を借りるわけです。

確かに、この考え方にも一理あり、薬がかゆみを軽減している間は皮膚をひっかいて傷つけるリスクを減らせるでしょう。しかし、それが長期間に及ぶと、今度は次のような悪循環に陥る恐れがあります。

薬を塗る⬇古い皮膚がはがれ落ちない（新陳代謝が低下する）⬇古い皮膚が堆積する⬇皮膚が刺激に弱くなり、炎症を起こしやすくなる⬇炎症を抑えるため、さらに薬を塗る……以上のくり返しになってしまうのです。このような悪循環に陥っているケースを数多くみてきた私としては、薬は皮膚の新陳代謝を阻害しない程度に使うべきだと考えています。

薬はかゆみを我慢できないときに必要量だけ

ステロイド薬はもとより、軟膏（なんこう）やワセリンなどの保湿薬、クリーム、オイルなど、皮膚と空気の間を遮断して新陳代謝を低下させるものを使っている人は、その使い方を見直し、「肌休め」の意識を持つようにしてみましょう。

それでもなお、かゆみを我慢できないときにこそ、薬の出番です。薬は、体に備わった自然治癒力をもってしてもどうにもならない場合に、必要量だけ使うのが得策です。

皮膚が切れて痛みを我慢できない、全身のかゆみで満足に眠れないといったように、日常生活に大きな支障が出ているときは、むしろ薬を使うべきでしょう。それを無理に我慢していると、心身ともに疲弊してしまいます。

別のいい方をすれば、「薬をたくさんつけるべきではなかった、薬をつける必要がなかった」のに薬を過剰に使うと、皮膚の新陳代謝を低下させて、薬に依存する弱い皮膚を形成してしまうことにもなります。

常に皮膚では新陳代謝が行われていることを理解していれば、古い皮膚細胞が落ちるのを待てたでしょうし、自然なかゆみとして薬を使わずにすんだでしょう。皮膚が再生している過程を「アトピーの悪化」と見誤ってしまうと、ステロイド薬や保湿薬を大量に塗ることになり、薬頼みの第一歩を踏み出してしまうことになります。

さらに、かゆみが治まった場合でも、ほかの部分にまで湿疹が広がることを心配し、より広範囲に薬を塗る人も少なくありません。しかし、患部以外まで薬の膜で覆ってしまうと、新たに皮膚と空気が触れない状態を作ってしまい、なんの問題もない皮膚にまで古い皮膚が堆積していきます。こうして最初は局地的だった湿疹を、なんでもなかった部分にまで広げてしまう恐れがあります。

このように、弱い肌を作りだし、アトピーをこじらせてしまう要因の1つには、皮肉にもステロイド薬や保湿薬の誤った使い方があることを覚えておいてください。

「今は薬を塗るタイミングなのか、あるいは皮膚の再生を待って静観する時期なのか」――このように自分の肌と向き合うようになれば、薬の使用量も過不足のない適量に落ち着いてくるはずです。目にみえる皮膚の表面だけでなく、その奥から新しい皮膚が生まれてくることをイメージしてみましょう。

免疫力をつける段階でステロイドを使うリスク

さて、これから後に続くカギと関連し、生まれたての赤ちゃんが成長する過程を例にあげて、もう1つの自然治癒力である「免疫力」についてお話ししたいと思います。

お母さんのお腹にいるときの赤ちゃんは、子宮の中で羊水という液体に包まれて成長していきます。さまざまな有害物質は胎盤でガードされ、子宮の中は無菌に近い環境です。

ところが、出産を境にして、無菌で安全な水の世界から、雑菌まみれの空気の世界に出ていかなくてはいけません。生まれてすぐに「オギャー」と元気に泣くのは、「とんでもない所に出てきてしまった！」という驚きの反応なのかもしれませんね。それほど赤ちゃんにとって母体の外は、雑菌だらけで対応しきれない環境なのです。

それでも、赤ちゃんは出産の前後にヘソの緒や母乳を通じて免疫抗体をもらっていますから、生後6ヵ月くらいまでは、体の機能が不完全でも病気にかかりにくい状態で過ごせるのです。免疫抗体とは、1回感染した細菌やウイルスなどの外敵を認識し、次に同じ細菌やウイルスが侵入してきたら、これらに対して攻撃を加える物質のことです。

その期間中、母体の外でさまざまな細菌やウイルスと初めて接触し、受け入れ（感染し）ながら、病原体から身を守る抵抗力（免疫力）を獲得していきます。そして生後6ヵ月を過ぎたころには、お母さんからもらった免疫抗体がなくなる一方で、自分自身の体でも免疫抗体を作れるようになります。

この時期から風邪などの感染症にかかって熱を出すことが増えるのは、自分自身で少しずつ免疫力をつけている過程でもあります。赤ちゃんのころから、こうした免疫抗体を獲得するトレーニングが始まり、多くの細菌やウイルスに対する免疫抗体を、時間をかけて1つずつ獲得していくわけです。

免疫力をつけるトレーニングは成人まで続きますが、最も活発に行われる時期は3～5歳くらいでしょう。この年代は行動範囲も広がり、さまざまな病原体に感染して新しい免疫抗体を体内で作り出す過程の真っ最中で、ちょっとした環境の変化でもすぐに熱を出すことをくり返します。でも、これは丈夫な体に育つための、いわば通過儀礼であり、自然治癒力を養っていく時期なのです。

ですから、乳幼児の皮膚が多少赤くなったり、湿疹ができたりするのは、ある意味で自然なことといえます。そういう時期にお子さんが差しかかっているとして、ここはお母さんも慌てたり過剰に心配したりせず、注意深く見守る必要があるでしょう。

その大切な時期にステロイド薬を使うことには、細心の注意を要します。なぜなら、ステロイド薬は本来、免疫力を抑制する薬でもあるからです。子どもたちが免疫抗体を獲得している大事な時期に、免疫力を抑える薬を塗ることは、これからの自然治癒力を弱めることにつながりかねません。

薬は、本人の力ではどうしてもダメなときに、必要最小限を使うべきと私は考えます。このことを肝に銘じていてほしいと思います。

ここまでの説明で、皮膚のしくみや自然治癒力（新陳代謝と免疫力）の重要性を、なんとなく理解していただけたでしょうか。確かに薬はアトピーの対症療法として有効な手立てではあるものの、薬をつける必要がないかゆみもあることや、薬頼みになるとアトピーをこじらせるリスクがあることは、この機会にぜひ覚えておいてください。

私は、25年以上にわたって、年齢も性別も異なるさまざまなアトピー症状の患者さんをみてきました。それぞれの患者さんが閉じ込められている扉のカギを二人三脚で探り、アトピー体質から抜け出すお手伝いをする中で、最も肝心なポイントと感じているのは「自然治癒力をいかに発揮させるか」「自然治癒力を邪魔している原因は何か」をみつけだすことです。

そして、患者さん自身も皮膚のしくみや自然治癒力について理解できれば、その障壁となっている日常生活の問題点が何かを意識し、その改善に向けて行動を起こせるようになってきます。

自然治癒力のしくみを理解することが、アトピーの扉を開く1つめのカギになります。

アトピーを克服した小児の症例

●自然治癒力が発揮される前

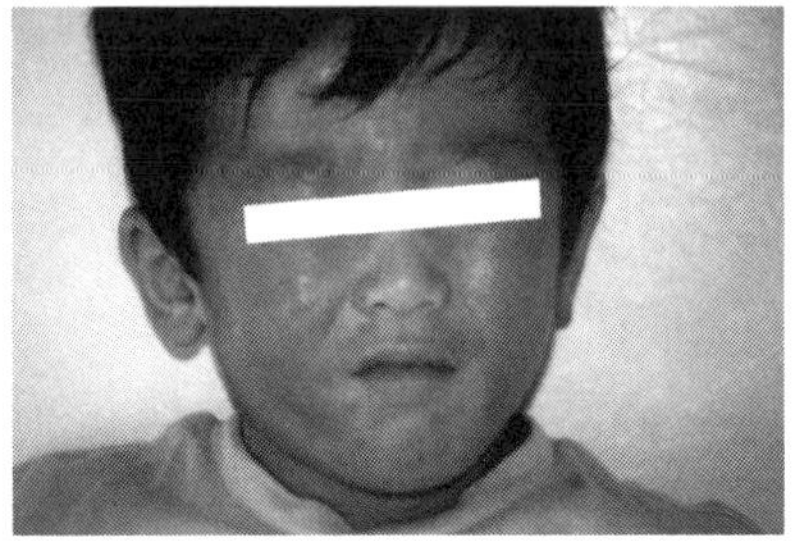

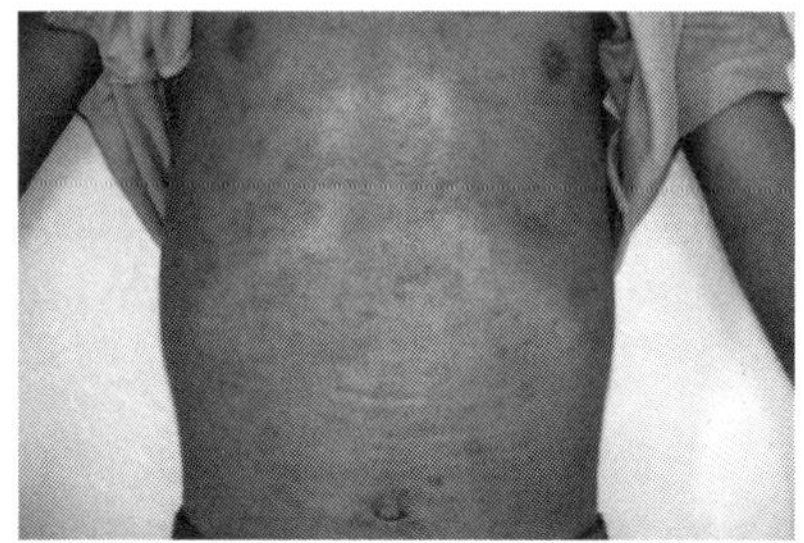

●自然治癒力が回復した後

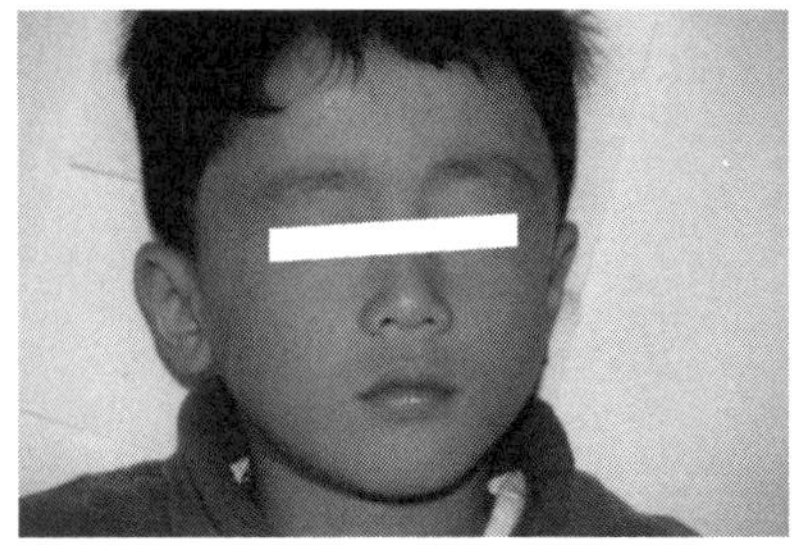

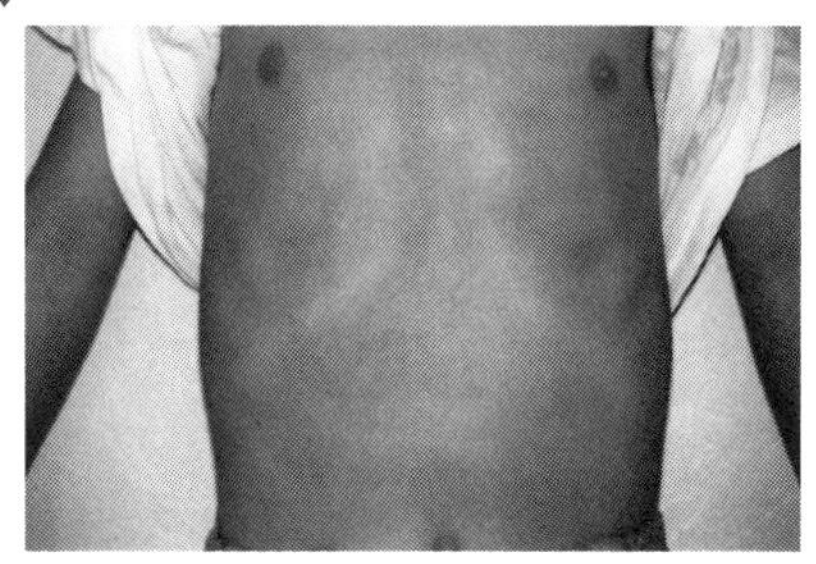

小学生の男子。親子で生活習慣の改善に取り組み、医師に相談のうえ、薬の使用量を変えたところ、10ヵ月で湿疹がなくなり、薬を必要としなくなった。

●自然治癒力が発揮される前

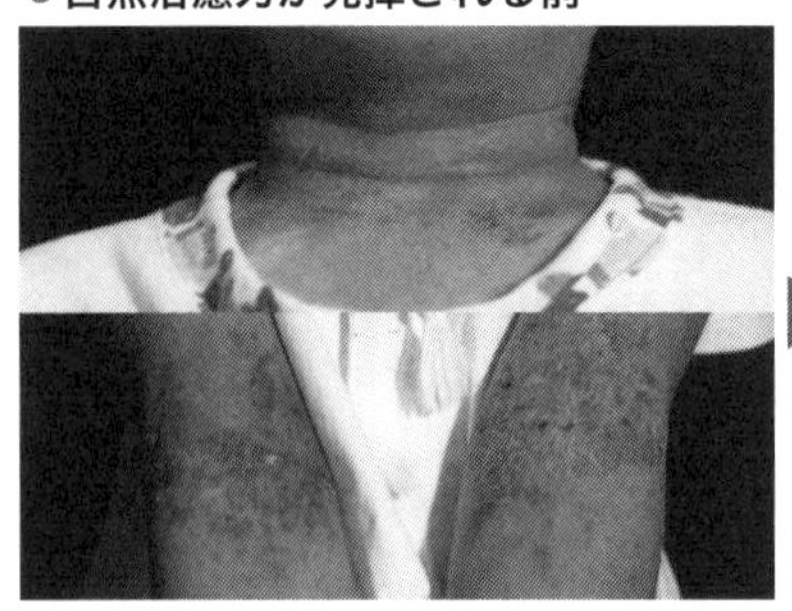

●自然治癒力が回復した後

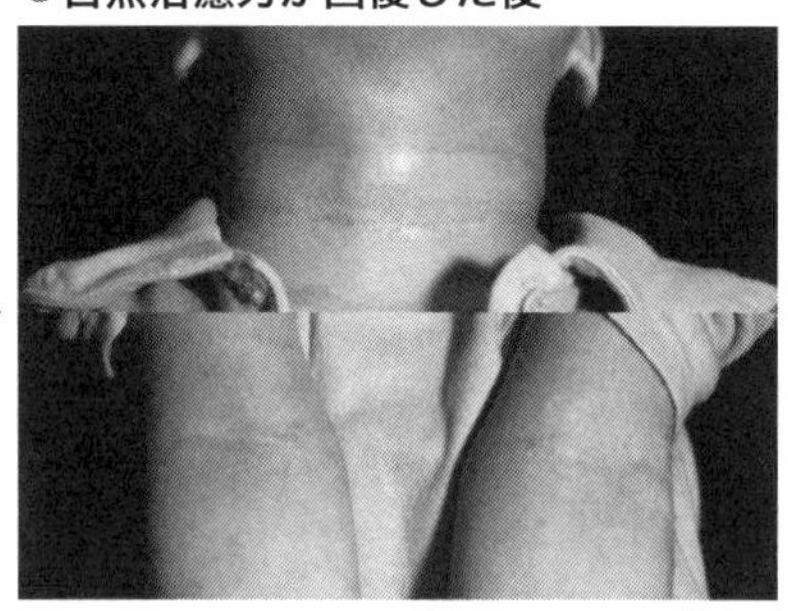

小学生の女子。特に首とひじの内側に湿疹が目立ち、かき傷も多かった。生活習慣の改善、かゆみ対策、施術などを続けた結果、全身からアトピーの症状が消えた。

第2のカギ

薬の使い方

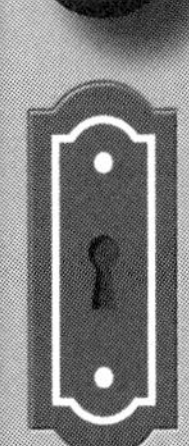

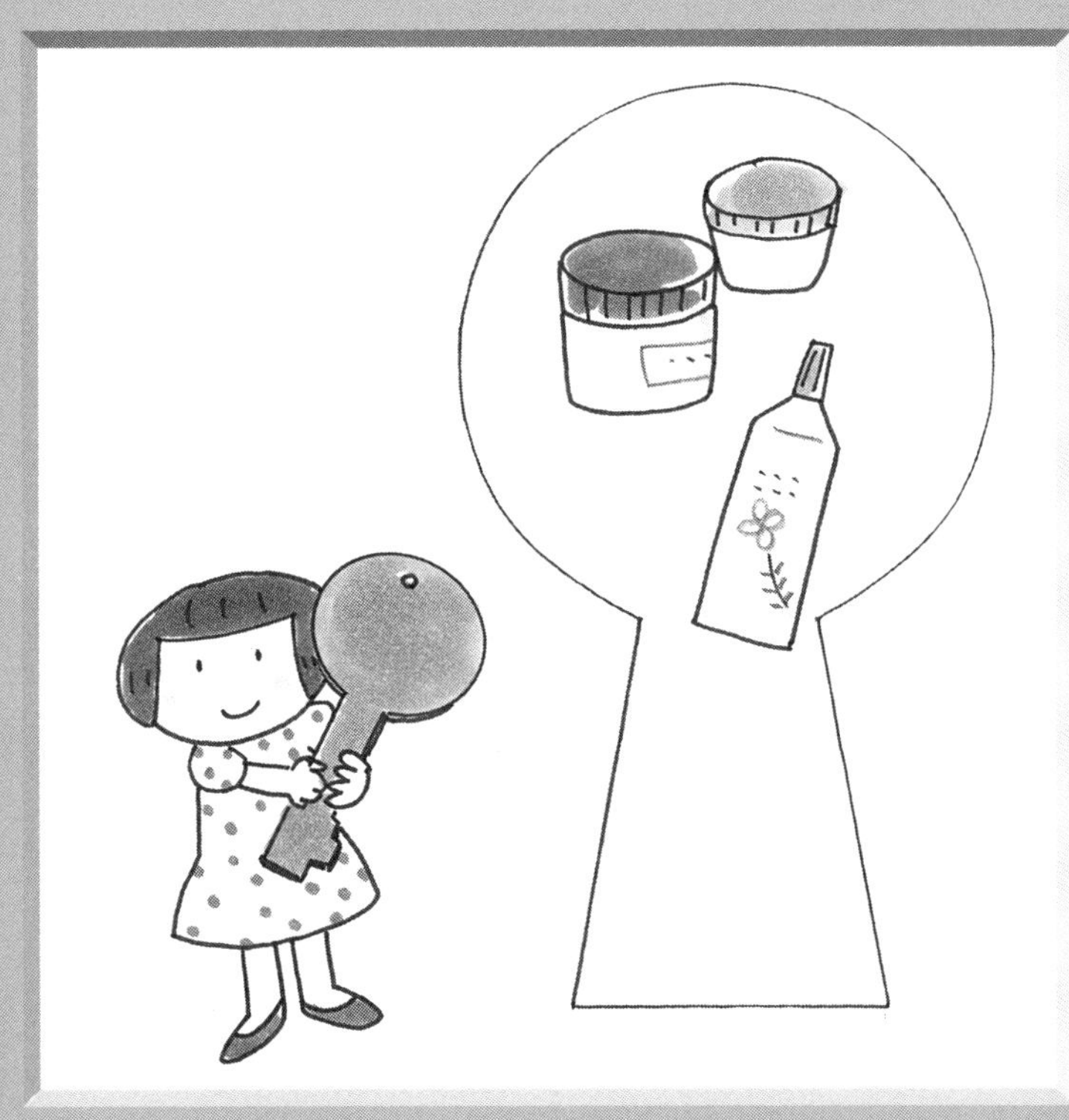

薬の実体は化学合成物

アトピー性皮膚炎を克服するための第2のカギは、皮膚科の治療で用いられている「薬」の基本的な知識と、そのつきあい方について理解することです。

すでに、みなさんには第1のカギとして、「自然治癒力（新陳代謝と免疫力）のしくみ」を理解してもらいました。自然治癒力が体の内側から皮膚の炎症を鎮めようとする働きかけだとすれば、体の外側から炎症を鎮めようと働きかけるのがステロイドなどの薬です。

自然治癒力と薬がバランスよく皮膚に働きかければ、アトピーは快方に向かっていきます。しかし、症状がなかなかよくならず、慢性化している場合は、往々にして両者のバランスがくずれています。自然治癒力が低下していたり、薬の使い方が不適切だったり、あるいは、両方が重なっている状態では、アトピーはなかなか改善されません。

アトピーに限らず、どのような病気であっても、健康的な状態に戻るには自然治癒力が適切に発揮されることが不可欠です。それを補助するものとして、しばしば薬が使われるわけですが、漢方生薬などを除き、病院の治療に用いられている薬は、人工的に作られた化学合成物です。

医薬品が発売されるまでには、数々の動物実験や人体による臨床試験を経て、国の認可基準を満たしたものだけが患者さんの治療に使われます。とはいえ、化学合成物である医薬品は、多かれ少なかれ、さまざまな副作用を伴うものです。副作用があるからこそ、薬を使うにあたっては、一定の専門知識を備えた医師や薬剤師の管理が必要になるのですが、実際には医師や薬剤師から使い方をくわしく指導されることがないまま、薬が患者さんの手もとに渡っていることも多いようです。

そして、ほとんどの患者さんは「薬＝化学合成物」であること忘れ、「薬＝病気を治してくれる体にいいもの」というイメージや期待から、その力を過大に評価しすぎ、使いすぎ、頼りすぎ、という落とし穴にはまり、結果として自然治癒力の低下を招いているケースがみられます。

私の治療センターに来る人たちの話でも、自己判断で漫然と薬を塗っていたり、日々の忙しさや面倒くささもあってか、こまめな通院を怠り、診察指導も受けていなかったりする人が少なくありませんでした。

そこで、知っているようで実はよく知られていない薬の性質と役割をみなさんにしっかりと再確認してもらい、薬の使い方を見直すきっかけとすることが、アトピーを克服する第2のカギになります。

序章でお話ししたように、皮膚科で一般に行われている「標準治療」の目的は、皮膚の炎症を抑えること、そして乾燥を防ぐことです。「炎症はステロイド薬（塗り薬）で抑え、乾燥は保湿薬で防ぐ」のが基本になっています。

アトピーは、アレルギー（免疫過剰反応）による炎症で皮膚のバリア機能（潤いを蓄え、乾燥や外部刺激から肌を守る働き）が低下したり、かゆみが増したりすると考えられているため、まずは炎症を鎮めることが治療の最優先となり、ステロイド薬が第一選択薬となっているのです。

ステロイドとは、ステロイド系ホルモンを略した呼び名で、私たちの体内でも作られているホルモン（情報伝達物質の一種）です。ステロイド系ホルモンにもいくつかありますが、とくに左右の腎臓の上にある副腎という小さな器官の外側（副腎皮質）から分泌されるホルモン（副腎皮質ホルモン）が代表格です。そして、抗炎症作用や免疫抑制作用、糖や脂質の代謝、細胞の増殖抑制、血管の収縮にかかわるなど、私たちの生命維持に不可欠な働きを担っています。

このステロイドとほぼ同じ成分を人工的に化学合成して薬にしたものがステロイド系抗炎症薬で、体内で作られているステロイドと同じように、抗炎症作用をはじめとするさまざまな作用を発揮します。

副腎の位置

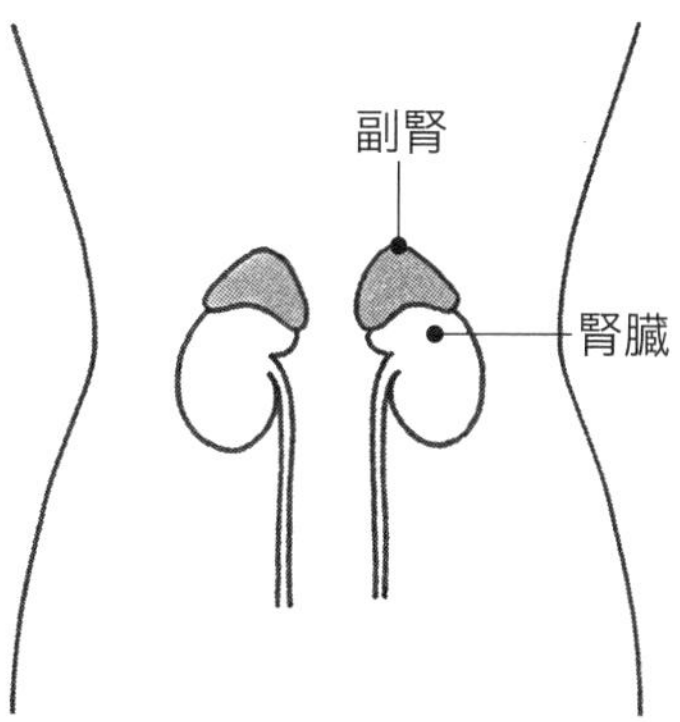

ステロイド薬は5つのランクに分類される

ステロイド薬には、ぜんそくで使われる吸入薬、目の症状に使われる点眼薬、内臓疾患用の内服薬や注射、そしてアトピーなどの皮膚症状に使われる外用薬があります。

現在、アトピーの治療に使われている主なステロイド外用薬は、作用の強さによって5つのランクに分かれています。

最も強いランクから、1群・最も強い（ストロンゲスト）、2群・非常に強い（ベリーストロング）、3群・強い（ストロング）、4群・ふつう（ミディアム）、5群・弱い（ウィーク）の順です。

皮膚科では、炎症の程度に応じた強さのステロイド薬を処方しますが、同じランクの中にも何種類かの薬があり、あまり効きがよくないと判断されれば、同ランクの別の薬に変えるか、作用がワンランク上の薬を処方します。さらに、軟膏（なんこう）、クリーム、ローション、テープ剤などの形状があり、湿疹の状態や範囲、部位によってステロイド薬を使い分け、症状が全身に広がっている重症例では、内服薬が処方されることもあります。

ステロイド薬は、速やかに皮膚の炎症を鎮めるとともに、かゆみ物質が活性化するのを抑えてくれるので、一見するとアトピーは鎮まったかのようにみえます。と

ステロイド外用薬のランクと種類

強い ↑↓ 弱い

ランク	種類
1群 最も強い（ストロンゲスト）	クロベタゾールプロピオン酸エステル（デルモベートなど） ジフロラゾン酢酸エステル（ジフラール、ダイアコートなど）
2群 非常に強い（ベリーストロング）	モメタゾンフランカルボン酸エステル（フルメタ、アズマネックスなど） ベタメタゾンジプロピオン酸エステル（リンデロン-DPなど） ベタメタゾン酪酸エステルプロピオン酸エステル（アンテベートなど） フルオシノニド（トプシムなど） ジフルプレドナート（マイザーなど） アムシノニド（ビスダームなど） ジフルコルトロン吉草酸エステル（ネリゾナ、テクスメテンなど） 酪酸プロピオン酸ヒドロコルチゾン（パンデルなど）
3群 強い（ストロング）	デプロドンプロピオン酸エステル（エクラーなど） デキサメタゾンプロピオン酸エステル（メサデルムなど） デキサメタゾン吉草酸エステル（ザルックス、ボアラなど） ベタメタゾン吉草酸エステル（ベトネベート、リンデロン-Vなど） ハルシノニド（アドコルチンなど） ベクロメタゾンプロピオン酸エステル（プロパデルムなど） フルオシノロンアセトニド（フルコートなど）
4群 ふつう（ミディアム）	クロベタゾン酪酸エステル（キンダベートなど） プレドニゾロン吉草酸エステル酢酸エステル（リドメックスなど） トリアムシノロンアセトニド（レダコート、ケナコルト-Aなど） アルクロメタゾンプロピオン酸エステル（アルメタなど） デキサメタゾン（グリメサゾン、オイラゾンなど） ヒドロコルチゾン酪酸エステル（ロコイドなど）
5群 弱い（ウィーク）	プレドニゾロン（プレドニゾロンなど）

ころが、患者さんによっては、しばらくすると湿疹が再発し、再びステロイド薬を使って炎症を鎮め、また再発をくり返すといったケースが多くみられるのです。

現在の標準治療では、アトピーはステロイド薬で炎症をコントロールしながら長くつきあっていく病気となっています。しかし、症状の再発をくり返し、ステロイド治療の終わりがみえない患者さんたちにしてみれば、「また振り出しに戻った」と落ち込んでしまうのではないでしょうか。

万能のステロイドは副作用も伴う諸刃の剣

最近はインターネットやSNSが発達し、さまざまな医療情報が手に入りやすくなったためか、患者さんたちの中には、ステロイド薬に対して不安を持っている人も少なくありません。

とくに小さなお子さんのアトピーで悩むご両親や、薬を長年使っている大人アトピーの患者さん、そして結婚前の若い女性などによくみられます。

その主な理由の1つが、副作用の問題です。ステロイド薬は、体内で作られるステロイド系ホルモンとほぼ同じ成分を化学合成して作り出したもので、さまざまな症状に効果を発揮します。内分泌系、消化器系、呼吸器系、血液、神経、筋肉、そしてアレルギーなど、さまざまな症状に使われる万能薬といってもいいでしょう。

ただし、注意しなければいけないのは、「さまざまな症状によく効く」ということは、体に対して「さまざまな薬理作用が強く働く」ということです。つまり、特定の効果だけを発揮するのではなく、体のあらゆる方面に強い薬理作用（副作用）が働き、身体機能に思わぬ影響を及ぼす可能性があるということです。

ステロイド薬の副作用には、主に次のようなものが報告されています。

◉免疫細胞が抑制されるために、感染症にかかりやすい
◉糖の合成を促すことで、血糖値が上昇して高血糖になりやすい
◉胃粘膜を保護する物質が減少し、消化器の潰瘍（かいよう）ができやすい
◉腸管からカルシウムの吸収が低下し、骨粗鬆症（こつそしょうしょう）（骨量が減少して骨がもろくなり折れやすくなる病気）になりやすい

◉たんぱく質の変性によって白内障のリスクを高めるほか、眼圧を上昇させて緑内障を悪化させやすい

ほかにも、動脈硬化や高血圧、女性では月経異常を起こしやすくなるといわれています。脂肪の代謝が妨げられたり、食欲を増進させたりすることで、顔や首の周り、肩や胴体といった体の中心部分に脂肪が多くなり、丸くふくらんだ顔になるムーンフェイス（満月様顔貌＝クッシング症候群）もステロイド薬の副作用として知られています。

もっとも、こうした副作用は、全身に強く作用する注射や内服薬によるもので、塗り薬は体内への浸透性が低く、使用も局所的なので、ほとんど心配ないとされています。

とはいえ、全く副作用がないかといえばそうともいえず、ステロイド薬の過剰な塗布や長期にわたる塗布などでは、局所的な副作用が報告されています。

代表的なものでは、皮膚萎縮（ひじやひざの内側などの皮膚が薄くなる症状）、酒さ様皮膚炎（赤ら顔でブツブツができる症状）、色素沈着（皮膚が赤茶色に変色した状

ステロイド外用薬の局所的な副作用

皮膚萎縮 ▶ ひじやひざの内側などの皮膚が薄くなる

酒さ様皮膚炎 ▶ 赤ら顔でブツブツができる

色素沈着 ▶ 皮膚が赤茶色に変色する

ステロイド紫斑 ▶ 皮下出血で皮膚が紫色になる

ステロイドざ瘡 ▶ ニキビ

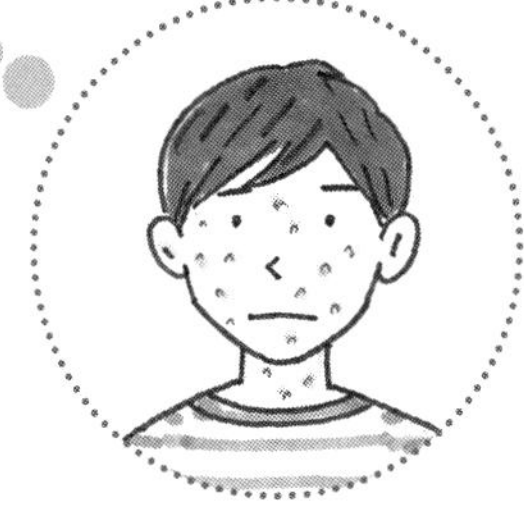

多　毛 ▶ 体毛が濃くなる

血管拡張 ▶ 細い血管が浮き出てくる

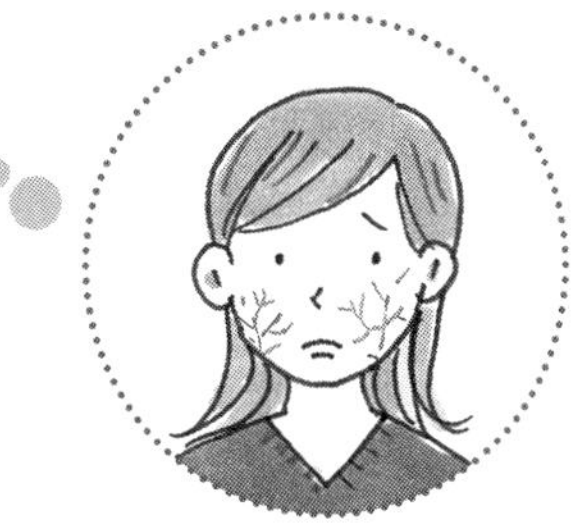

感染症 ▶ 細菌感染によるおできやトビヒ、真菌感染による水虫、ウイルスによるヘルペスなど

口囲皮膚炎 ▶ 口の周囲が赤くなり、ブツブツができる

態)、ステロイド紫斑(皮膚にできる紫色の皮下出血)のほか、ステロイドざ瘡といわれるニキビ、体毛が濃くなる多毛、血管拡張や感染症などがあります。

また、塗り薬であってもその成分は、炎症を起こして傷口になっている部分から毛細血管を通って体内に入り、心臓を経て体じゅうに行きわたることから、やはり全身的な影響も懸念されるのです。

では、どれくらいの量のステロイド薬を塗ると、副作用が現れるのでしょうか。ある報告によれば、ストロングクラスの外用薬を1日20グラム(チューブ4本分)使った場合には、全身性の副作用が生じる可能性があるとされています。また、5グラム(チューブ1本分)のステロイド外用薬を毎日、3ヵ月以上塗り続けると、同様に全身性の副作用が出る場合もあるといわれています。

皮膚科医の診察のもとに治療していれば、こうしたケースは起こりにくいと考えられますが、患者さんの中には自己判断で漫然と薬を塗布していたり、定期的な診察を受けていなかったりするケースもよくみられます。みなさんも自分の使っているステロイド薬のランクや使用期間、皮膚の状態や体調を確認してみましょう。とくに強いランクの薬を使っている人は、定期的に医師の診察を受けるようにしてください。

薬は塗る場所によって吸収率が違う

塗り薬は、体の部位によって吸収率が違うという特徴もあります。前腕の前面の吸収率を1とした場合、頭部が3・5倍、額が6倍、あごが13倍です。吸収率が高いのは、頭や顔以外にも、わきの下が3・6倍、背中が1・7倍、陰部が42倍です。逆に、手のひらや足裏は、吸収率の低い部位といえます。皮膚の薄い部分ほど吸収率は高くなるので、そこに強いステロイド薬を長期間塗っていると、副作用はより起こりやすくなります。

皮膚科の医師が、部位別に複数の塗り薬を処方するのは、ステロイドの吸収率が違うためで、たとえば、皮膚の厚い手足に使用するステロイド薬を顔に塗っていれば、副作用のリスクが高まります。

長くステロイド薬を使っている人の中には、薬に対する警戒感が薄れて、いい加減な使い方をしている人が少なくありません。副作用を防ぐためにも**医師に指示された薬を、指示された場所に塗る**ように徹底してください。

ステロイド外用薬の部位別吸収率
※前腕部の吸収率を1とした場合

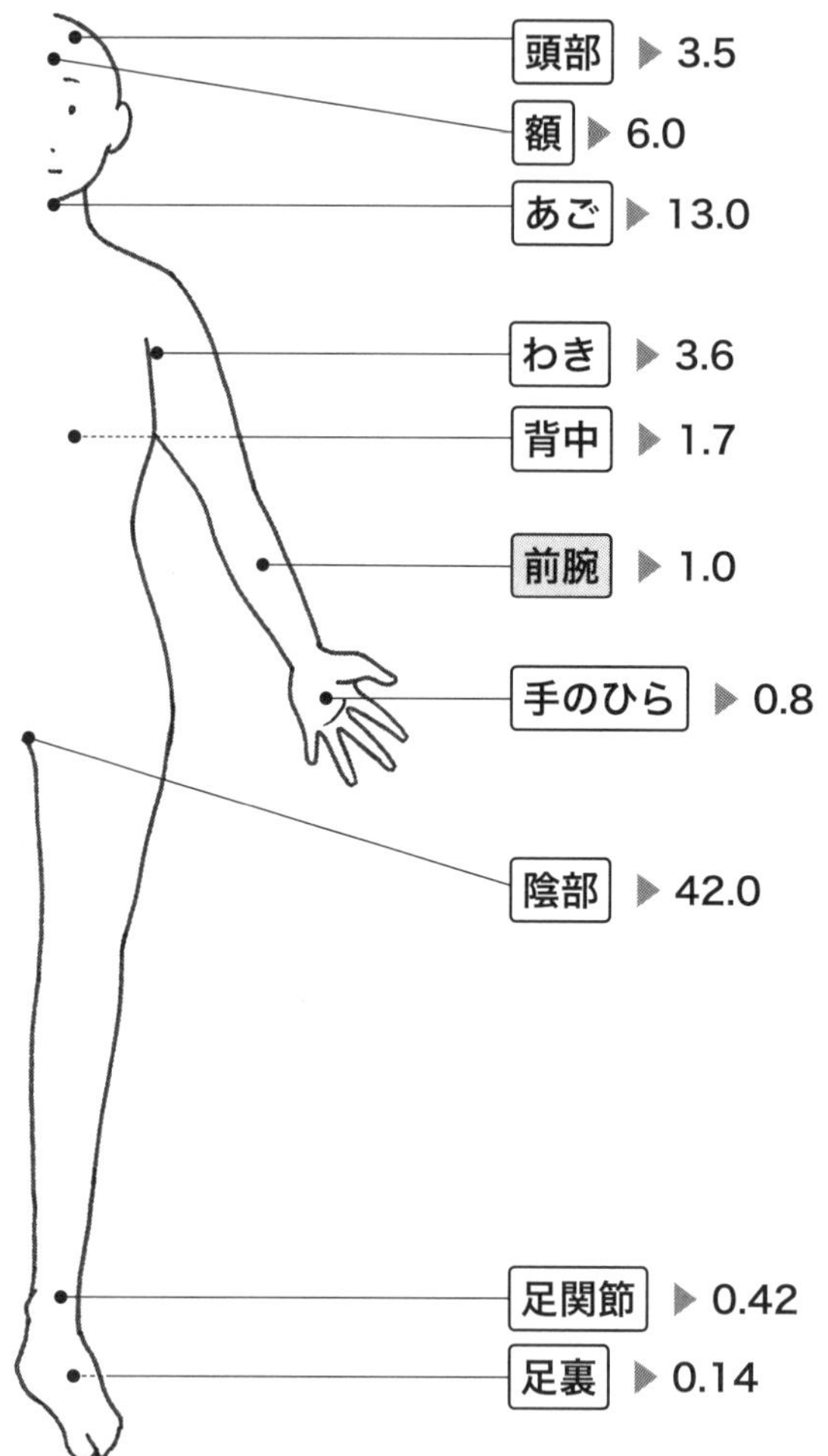

出典：前腕（内側）からの吸収を1.0とした場合の比率（Feldmann RJ, et al: J Invest Dermatol. 1967; 48(2): 181-183. より改変）

新薬のプロトピック軟膏の長所と短所

アトピー治療の薬には、ステロイド薬のほかにプロトピック軟膏（タクロリムス外用薬）があります。プロトピック軟膏は日本の製薬会社が開発した免疫抑制薬で、臓器移植の拒絶反応を防ぐために使われていたものが、1999年にはアトピーの治療薬として健康保険適用になりました。

プロトピック軟膏は、ステロイド外用薬で作用の強さが3群の「強い（ストロング）」から4群の「ふつう（ミディアム）」に該当し、皮膚の薄い顔や首などの湿疹に対して有効とされています。

顔や首は皮膚が薄くて吸収率が高いため、強いステロイド薬を長期間使えません。そこで、分子量が大きく、体に吸収されにくいというプロトピック軟膏の特徴を利用し、顔や首などの治療薬として使われているのです。

また、炎症によって皮膚のバリア機能が低下しているところではプロトピック軟膏が吸収され、炎症のないところでは吸収されないため、炎症部分にのみ効果があり、ステロイド薬の常用で起こるような副作用の心配も少ないと考えられています。

ただし、プロトピック軟膏にも注意点はあります。まず、炎症がある部分に塗ると、しみて痛くなり、ほてりや灼熱感、ヒリヒリ感などもあること。

また、プロトピック軟膏の使用にさいして、医師から日光に当たらないように注意された人もいるのではないでしょうか。これは、開発段階の動物実験で、プロトピック軟膏を塗った部分に紫外線を当てたところ、皮膚に腫瘍(しゅよう)ができたという報告によるものです。

これまで、プロトピック軟膏の使用者に皮膚ガンが発生したという報告はなく、日中でも通勤や通学、買い物程度の外出は問題がないようです。しかし、ふだんの生活でも顔や首は最も紫外線の当たりやすい部位ですし、日差しの強い山や海への行楽、屋外スポーツ、日光浴などは避けなければいけないので、活動的な人にとっては悩ましい薬だといえるかもしれません。しかも、プロトピック軟膏もステロイド薬と同様、免疫を抑制する薬ですから、皮膚感染症にかかりやすくなるなど自然治癒力に悪影響を及ぼすデメリットも当然のことながら考えられます。

どのタイプの塗り薬も過剰な使用は皮膚を弱める

次に、アトピー治療でよく使われている保湿薬についても知っておきましょう。

「アトピーには乾燥が大敵」「アトピー治療は保湿に始まり保湿で終わる」といわれているように、皮膚の乾燥予防には保湿薬が使われています。私どもの治療センターに来院する患者さんにも保湿薬を使っている人が多く、中には1日3回、冬場などは4~5回も塗っていた人がいました。

一般的な保湿薬は、ステロイド薬やプロトピック軟膏のように重篤な副作用は報告されていません。とはいえ、保湿薬も基本的には化学合成物です。過剰に使用すると、皮膚への悪影響が出てきます。

前章でお話した皮膚のしくみをもう一度思い出してみましょう。

皮膚は空気に触れることで新陳代謝（古いものが新しいものと入れ替わること）が

促され、皮膚細胞が再生されます。ところが、乾燥予防とはいえ、1日に何回も保湿薬を使うのは、常に皮膚と空気の間に油脂の膜を張ることになり、空気に触れないままの皮膚は修復が阻害されてしまうのです。

したがって、ステロイド薬やプロトピック軟膏、保湿薬、その他の外用剤など総じて、皮膚の新陳代謝を阻害しない程度に使うべきだと考えます。

たとえば、皮膚の炎症が悪化して外出できないとき、強いかゆみで眠れないとき、皮膚が切れて傷になっているときなどに薄く塗れば、確かに薬が助けになります。かゆみが鎮まることで気持ちも落ち着き、平穏な日常生活を取り戻すことができるでしょう。

このように薬で上手にアトピーをコントロールできているなら、それはそれで大きな問題はありません。

しかし、当院まで相談にくる人には、好転と悪化をくり返しながら少しずつ作用の強い薬が必要となり、自然治癒力も弱まって薬に依存するしかない状態の人が数多くいます。

前に紹介した20代の男性も、首や腕の皮膚がカチカチに硬くなり、体を動かすだけでも皮膚が切れて痛みが生じていました。彼の場合は、ステロイド薬や保湿薬だけでなく何種類もの薬を使い、とくに皮膚のこわばりや傷を和らげるため、全身に大量の保湿薬を塗るのが日課でした。しかも朝、昼、お風呂上がり、就寝前と1日4回も塗っていたのですから、薬の使いすぎというほかはありません。

大量の薬を使いつづけた結果、薬がなければこわばりや傷を抑えられないほど皮膚が弱くなり、その薬によって皮膚細胞の新陳代謝が妨げられるという悪循環に陥っていたのです。

薬剤の中止や減量によって起こるリバウンド現象

40年以上続く私の治療センターでは、さまざまなタイプの症状に悩むアトピーの患者さんたちと接してきました。皮膚科で治療を受ける中、より作用の強い薬に変えても症状の改善しないケースが大半を占め、薬の副作用を心配して自己判断で薬の量を急に減らしたり、薬の使用を止めたりしていた人もいました。

その中には、**抑えられていた症状がぶり返したり、かえって症状が重くなったりする「リバウンド（離脱症状）」という現象**が起こる人も少なからずいます。

私たちの副腎皮質で作られているステロイドホルモンは、炎症の程度に応じた必要量が分泌されています。そこへ外部から大量のステロイド薬が入ってくると、体内ではステロイドが増えすぎた状態を避けようとする自己防御反応が働き、副腎皮質から分泌されるステロイドホルモンの量を減らしてしまうのです（ネガティブ・フィードバック：抑制的反作用という）。

さらに、ステロイド薬を体の外から長期間にわたって補っていると、副腎皮質で自前のステロイドホルモンを作る機能も低下してしまい、この状態でステロイド薬の塗布を急に中止すると、体はステロイド不足に陥ります。とくに、それまで最強ランクのステロイド薬を使っていたのを急に中止した場合は、低血圧や低血糖、倦怠感や食欲不振、関節痛や筋肉痛、発熱や不眠、下痢（げり）や嘔吐（おうと）といった深刻なリバウンドが起こるリスクも指摘されています。

リバウンド状態が長引いている人たちに共通するのは、何年にもわたってステロイド薬を使い、徐々に作用の強いタイプへと変えていったことです。この間に自分の体でステロイドホルモンを作る機能が低下してしまい、ステロイド薬によって外部から補填（ほてん）しなければ皮膚の炎症を抑えられないステロイド薬依存の体質になってしまった可能性もあります。

リバウンドの経過パターン

私がこれまでにみてきた、減薬や断薬をしたときに現れるリバウンドの主な症状と、その後の経過パターンをまとめてみましょう。

主なリバウンドの症状

- **皮膚が赤くはれ上がり、皮のむけ方が激しい**
- **皮膚が分厚く硬くなって、つっぱるように痛む**
- **シワになる部分が切れて、血液や滲出（しんしゅつ）液がにじむ**
- **皮膚に熱感があるのに、強い寒気を感じる**

典型的なリバウンドのパターン

●最初の1～2週間……体内に残った薬の作用があるので、皮膚に変化は出ない

●2～3週間後…………徐々に皮膚の赤みが増したり、古い皮がむけたりしてくる

●2週間～2ヵ月後……皮膚がむくんでくる、皮膚が乾燥して分厚くなって切れる、皮膚が薄くなった部分に滲出液が出るなどのリバウンド症状が現れる

●1ヵ月～数ヵ月後……リバウンド症状が落ち着いたり悪化したりをくり返しながら皮膚の新陳代謝を取り戻し、徐々に症状が鎮まってくる

以上のような症状やパターンは、季節や生活環境、ストレスなどによっても左右され、リバウンドの現れ方や程度にも個人差がありますが、肌質に改善がみられるまで症状が一進一退をくり返しながら1～2ヵ月間、場合によっては数ヵ月間続きます。

また、リバウンドの症状が強く現れたり、長引いたりする傾向がみられたのは、

次のような人たちです。

◉強いランクのステロイド薬やプロトピック軟膏などを多用していた人
◉弱い薬であっても使用期間が長期間にわたっている人
◉複数のさまざまな薬を使っていた人

このようなリバウンドの捉え方については、立場によってさまざまな意見がありますが、「薬剤の過剰使用による悪影響を排除し、本来の身体機能を回復する過程」と考える見解が有力になってきています。

もっとも、リバウンドが落ち着いたとしても、アトピーの症状がすべて改善するとは限りません。あくまで薬の影響が体内から取り除かれたにすぎず、薬を使う前の状態に戻っただけという場合もあります。

しかし、薬の使用量を上手に調整しながら同時に、自然治癒力が回復しやすいように生活習慣を見直していけば、リバウンド症状を抑えながら最終的にアトピーを改善していくことは可能だと私は実感しています。

薬の使い方を見直してアトピーが改善した例

実際に、薬の使い方を変えて長年のアトピーを克服した症例を紹介しましょう。

これまでのアトピー経歴や薬の使用状況、皮膚状態や生活状況など、さまざまな要素を総合的に判断し、本人の意志で薬をいったん減らしたりやめてみたりした例です。自然治癒力の回復を促すために生活習慣も見直し、リバウンドの状態も確かめながら薬とのつきあい方を変えました。

30代男性のEさんは、お腹や背中のあちこちに紅斑（こうはん）（赤みのある状態）があり、ステロイド薬の治療を長年続けていても改善の兆しがみられませんでした。そこで、皮膚科以外の治療も試してみようと考えたEさんは、当院で骨格矯正（きょうせい）の施術を受けるとともに、本人の考えでステロイド薬を含む、すべての薬の使用を中止することにしました。

1ヵ月半後、首から上半身にかけて、炎症による紅斑がより広範囲に現れてきました。それまで首から上半身はステロイド薬を大量に塗りつづけてきたため、皮膚が薄くなり激しいリバウンド症状が起こったのです。

2ヵ月半がたつと、上半身の紅斑がかさぶた状に硬くなってきたので、これは症状が好転している兆候と考えられました。

3ヵ月半を過ぎると、胸部に滲出液が目立ってきた一方で、かさぶた状の範囲は減っており、腹部中央から上半身の広い範囲に柔軟できれいな皮膚が広がってきました。滲出液がにじみ出る症状は、一見すると悪化したようにも思えますが、全体的には順調に回復し、あとひと息のところまできている様子でした。

7ヵ月半後には、ほとんど滲出液が出なくなり、上半身の皮膚は全体的に赤みが消えています。その後、Eさんの症状は順調に回復し、現在は保湿薬も必要としない皮膚を取り戻しています。

どのような治療でも万人に有効なものはありませんが、薬の使いすぎが回復を妨げている場合は、薬を減らしたりやめたりすることも症状を改善へと導く糸口になるようです。Eさんのように薬の使用期間が長い人ほどリバウンドは大きくなり、皮膚が本来の状態に戻るまで、薬を減らしてから半年かかる人もいれば、数年かかる人もいます。しかし、生活習慣の改善など適切な対策を講じれば、時間がかかっても薬に頼らない健康な肌を取り戻すことは十分に可能と考えられます。

30代男性Eさんの症例

●薬の使用を中止した直後

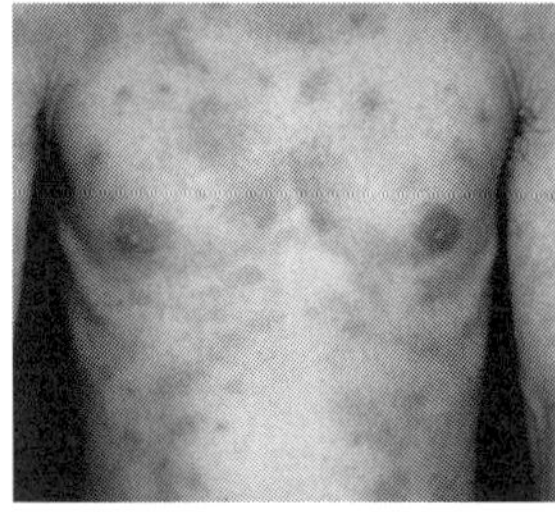
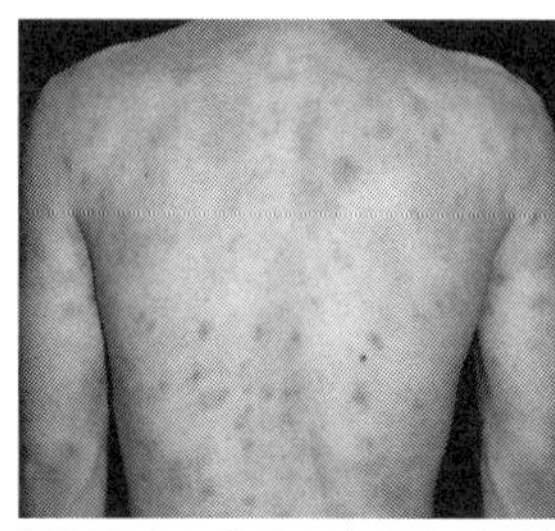

薬物治療を長年続けていたが、お腹や背中のあちこちに紅斑（赤みのある状態）が出ている。

●2ヵ月半後

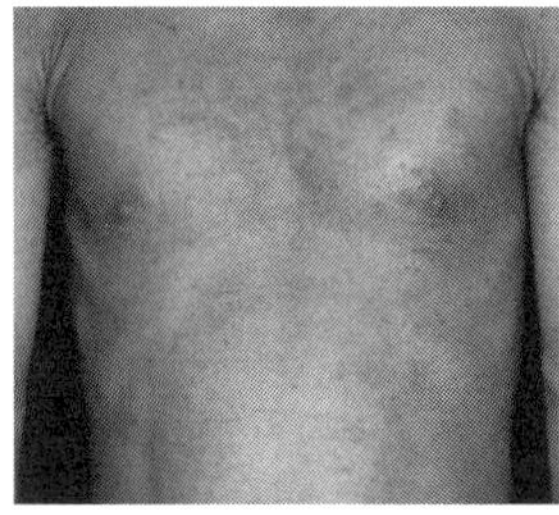
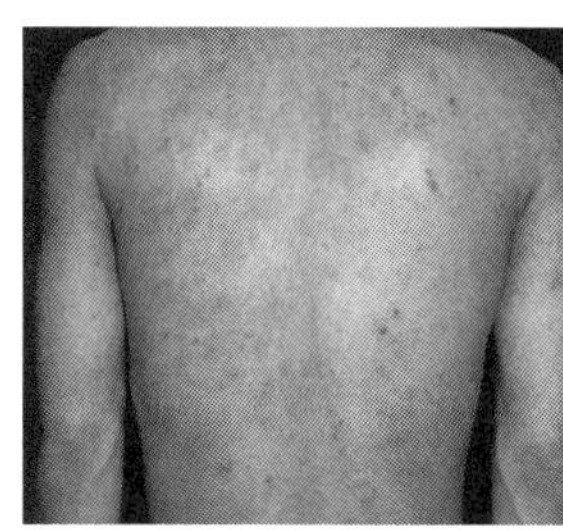

炎症による紅斑がより広範囲に現れたが、2ヵ月半後には、上半身の紅斑がかさぶた状に変わってきた。

●7ヵ月半後

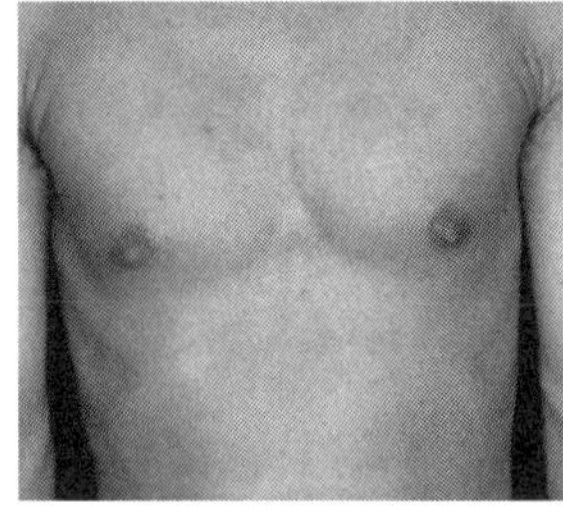
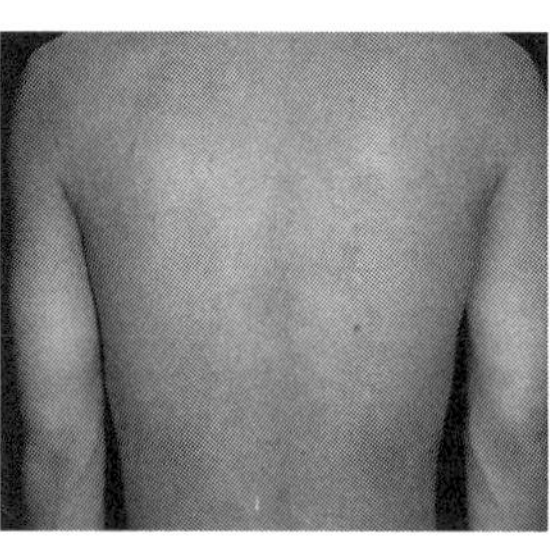

かさぶた状の範囲が徐々に減っていき、7ヵ月半後には滲出液も出なくなった。全体的に赤みが消えて、きれいな皮膚が広がっている。

薬との距離感をみつめ直してみよう

薬の使い方と生活習慣を見直すことでアトピーが改善した人は数多くいます。そうした人たちの症状や年齢、体質、骨格、生活習慣、薬の使用歴などの記録を分類すると、どの程度の距離感で薬とつきあえば、アトピーが改善に向かっていくのかがみえてきます。

当院では整体治療の施術を行うとともに、過去の8000人以上に上るアトピー患者さんの経過例をもとにアドバイスすることで、薬とのつきあい方の参考にしてもらっているのです。アトピーの症状は、人によって湿疹の程度も範囲も違います。皮膚のかゆみや痛みに耐えかねている人もいるでしょうし、仕事や学校などの事情で薬を減らせない人もいます。

これから紹介する薬の調整法は、健康的な皮膚を取り戻した患者さんたちが、みずからの意志で実践した方法を体系化したものです。薬の使いすぎが症状の悪化を招いていると疑われる場合は、みなさんの症状や生活環境に合わせた方法で応用し、あせらず、急がず、無理のない範囲で試してみてください。

方法としては、症例で紹介したように、すべての薬を使わなかったケースと、少しずつ薬を減らしていったケースがあります。

「すべての薬を使わない」という方法は、これまで薬の使用歴が浅く、アトピーの症状がひじやひざの裏といった狭い範囲にとどまっている人なら、医師に相談したうえで試してみる価値があるでしょう。この場合は、薬を中止しても深刻なリバウンド症状が現れにくいからです。

反対に、作用の強い薬を何種類も使い、それが長期間に及んでいる人、また、アトピーの症状が全身に広がっているような人は、皮膚の状態を確かめながら「少しずつ薬を減らす」方法でリバウンドのリスクを抑え、症状を改善させています。

とくに顔から首にかけて症状が出ているような人たちは、「薬を塗る量・回数」「薬を塗る範囲」を意識しながら少しずつ減薬していきました。この方法でも多少リバウンドが現れた人はいましたが、生活習慣の改善も並行していくことでアトピーの改善につなげていったのです。

過剰な薬の量・回数を調整するときのポイント

❶薬はベタ塗りせずに薄く塗る

薬を塗った部分がテカテカしたり、ベタついたりするのは塗りすぎです。

❷1日に塗る回数を減らす

医師に相談のうえ、1日3回塗っていた人は2回に、1日2回の人は1回にする。こうすることで皮膚が空気に触れる時間を少しずつ広げていきます。

❸作用の強い薬はワンランク下げる

ステロイド薬やプロトピック軟膏を使っている人は、医師に相談して作用がワンランク下の薬にするか、保湿薬などに変えます。

❹薬の調整期間を決める

2週間から1～3ヵ月の単位で、薬の量と回数を少しずつ減らしていきます。

❺調整した量と回数を増やさない

一度塗る量や回数を減らしたら、なるべくその状態をキープします。小出しのリバウンドを何度かくり返すかもしれませんが、その間に新陳代謝も回復し、患部のところどころに健康的な皮膚が現れてきます。

薬を塗る部位と範囲を調整するときのポイント

❶腕や足から薬を調整する

医師に相談のうえ、比較的皮膚の丈夫な部位から、薬の量や回数を減らしていきます。腕や足などは、かき傷や痛みがあっても我慢しやすいだけでなく、古い皮がむけて皮膚が丈夫になっていく様子を確認できるので、自信につながります。

❷胴部分の調整へと進む

腕や足の次は、お腹や背中などの胴部分に移ります。腕や足と同様、薬の量と回数を減らしていきます。

❸調整する期間を決める

1〜3ヵ月の単位で、薬の量と回数を少しずつ減らしていきます。

❹顔から首は最終段階

皮膚が薄い顔から首は、激しいリバウンド症状が生じやすい部位。人目に触れるところでもあるので、減薬は慎重を期します。腕や足、胴部分の症状が落ち着いてきてから、最終段階として顔や首へと進みます。

❺目の周囲、まぶたは早期に調整

皮膚が薄い目の周囲とまぶたは、できるだけ減薬するようにすすめる皮膚科医も少なくありません。アトピー性皮膚炎で使用するステロイド外用薬やプロトピック軟膏、保湿薬は、目薬と違って目に入ることを想定していません。ところが、汗をかいたり、目をこすったりしたとき、目に少しずつ薬が入ってしまうこともあり、場合によっては白内障の原因になるからです。

その薬の使い方は自然治癒力を弱めていないか？

アトピー性皮膚炎から脱するための2つめのカギは、薬の実体を知り、その使い方をよく理解することです。

ステロイドなどの薬と折り合いがつき、症状が快方に向かっている場合は、自然治癒力と薬のバランスが取れているのですから、現状の薬の使用法をあえて変える必要はありません。薬が私たちの自然治癒力を補助してくれているからです。

しかし、アトピーが慢性化して、薬を強くしても増やしても変化がない、あるいはかえって悪化している場合は、今までの薬の使用法が自分の体に合っているのか、体の自然治癒力を弱める原因になっていないか、もう一度見直してみましょう。

使用量を調整するにせよ、しないにせよ、薬の注意点を知っておいて無駄になることはありません。アトピーの治療に対してより慎重になり、医師任せではなく、患者さん自身が主体的に対策を講ずるようになるからです。

薬は、自然治癒力を助けるために、必要最低限だけ使うべきもの。

こうした理解と自覚を持つためにも、薬の使い方を見直すことは、アトピーの改善に向けた第2のカギになるのです。

第3のカギ

真のスキンケア

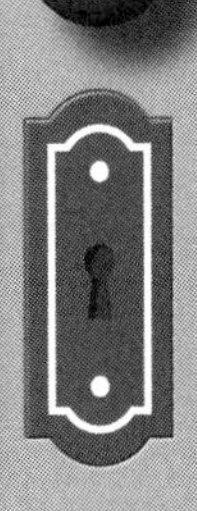

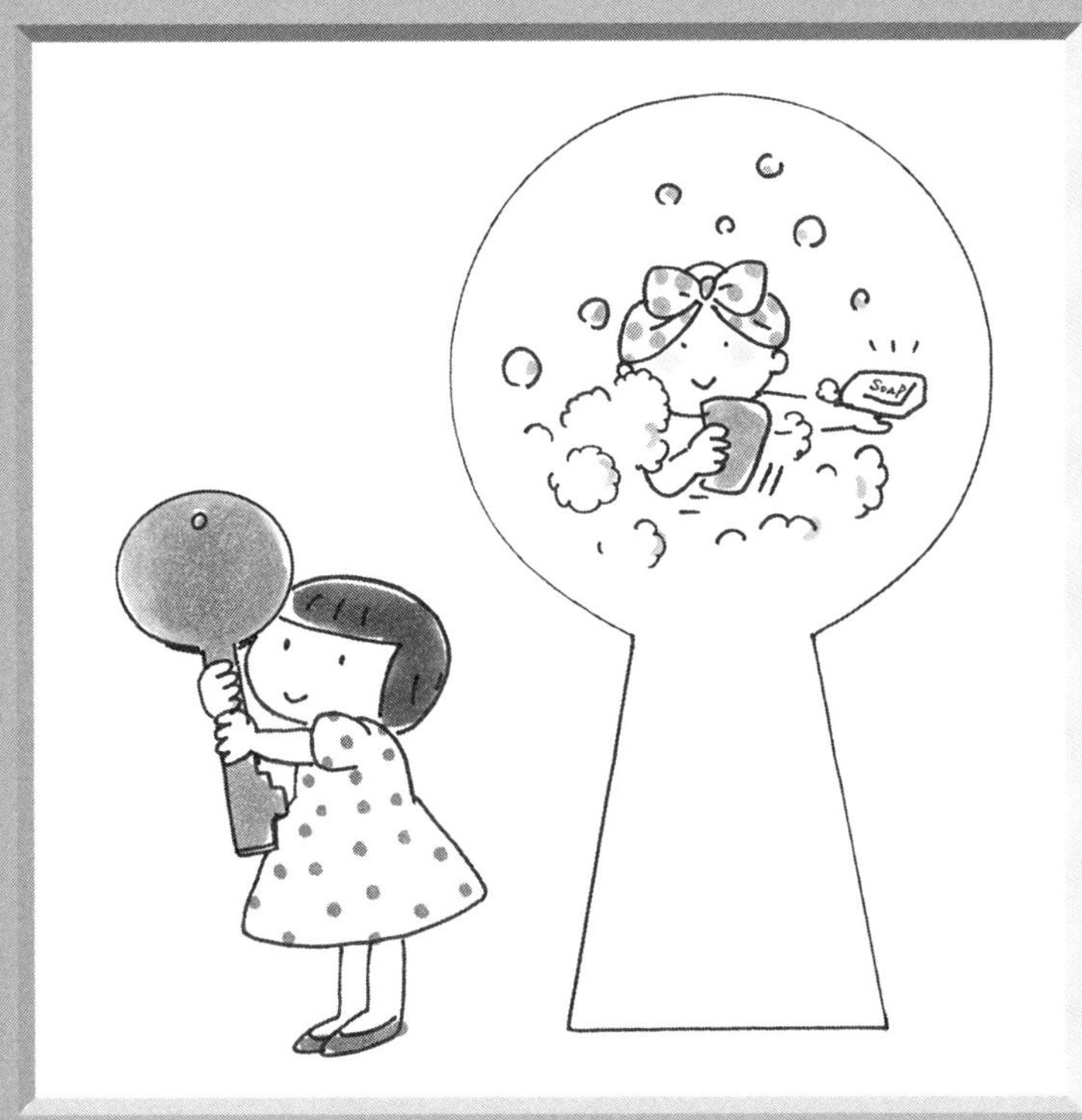

スキンケアの目的とは？

これまでにみなさんが手に入れたカギは、「自然治癒力の理解」と「薬の使い方」です。この2つのカギがあれば、第3のカギを手に入れるのは難しいことではありません。

第3のカギは、健康肌を取り戻すためのお手入れ、つまり「真のスキンケア」です。

アトピー性皮膚炎の患者さんがふだん行っているスキンケアといえば、何を思い浮かべますか？　おそらく、ほとんどの人が最初にあげるのは、皮膚の乾燥や皮がむけるのを防ぐために保湿薬を塗ることではないでしょうか。

一般的なスキンケアの常識も「いかに肌を保湿するか」にポイントが置かれています。テレビやネットをみれば、「スキンケアは一に保湿、二に保湿……」「保湿液は、惜しまずにたっぷり使いましょう」といった広告があふれ、皮膚科でも多くの医師が保湿の重要性を伝えています。

私たちの皮膚表面の角質層は、「皮脂膜」という体から分泌された脂の膜で覆われています。皮脂膜は、皮脂腺から分泌される皮脂と、汗腺から出る汗からできていて、角質層の表面に薄い膜を作って皮膚の乾燥を防いでいます。この皮脂膜の上から、さらに保湿薬などを塗れば、皮膚はより潤いが増した感じになるかもしれません。

しかし、アトピーによって皮膚の新陳代謝（古いものが新しいものと入れ替わること）が低下している場合も、同じように考えていいのでしょうか？

皮膚は、細胞の新陳代謝をくり返し行うことでバリア機能（潤いを蓄え、乾燥や外部刺激から肌を守る働き）が維持され、細胞の新陳代謝が活発であるほど、皮膚はよりきめ細かく美しく、丈夫でいられます。

つまり、真のスキンケアとは、「**皮膚細胞の新陳代謝が活発になるように手入れすること**」といえるのではないでしょうか。

保湿薬の過剰な使用に注意

アトピーの患者さんの場合、保湿薬も皮膚の状態や季節を考慮しながら上手に使えば、適切なスキンケアになります。

ただし、患者さんの中には、「ステロイド薬は副作用が心配だけど、保湿薬なら安全」とか、「保湿薬は、いくら塗っても塗りすぎということはない」などと考えて大量に塗っている人がよくみられます。

みなさんは、この本の初めに紹介した中学生のB君を覚えているでしょうか？全身に保湿薬を1日に3〜4回塗っていた少年です（27ページ参照）。

高校受験を目前に控えたB君は、顔や首、ひじ、太もも、ひざなどに湿疹とかゆみが現れ、はれた額には滲出（しんしゅつ）液がにじんで全身かき傷だらけでした。彼はアトピーのかゆみから解放されたい一心で皮膚の乾燥対策を徹底し、数年間にわたって全身に保湿薬と漢方の塗り薬も塗布していました。

さらに、ステロイド薬の治療を再開しようかどうか悩んでいたところ、知人から私の治療センターを紹介されてお母さんといっしょに訪れました。そのころが最も湿疹のひどかった時期のようです。

これまで何度かお話ししたように、ステロイド薬に限らず保湿薬などを厚塗りしていると、薬の油脂が膜となって皮膚を覆い、皮膚細胞の再生機能を低下させてしまいます。

また、健康的な皮膚であれば、温度や湿度に合わせて必要に応じた量の皮脂が分泌されます。しかし、保湿薬で常に皮膚が覆われていると、私たちの体は「余計な皮脂を分泌して保湿する必要はない」と判断し、ステロイド薬の過剰使用の場合と同じく（78ページ参照）、皮脂の分泌量を抑制してしまうこともあります。

このように、長期間にわたる保湿薬の過剰な塗布は、結果的にカサカサした乾燥しやすい皮膚を作り出すことにつながります。

そこで、B君の場合、本人やお母さんと相談し、医師の了解も得たうえで、当院の施術を受けながら段階的に保湿薬を塗る回数や部位を減らしていったのです。同時に、スキンケアの一環として体の洗い方やかゆみの対処についても実践してもらいました。

1ヵ月近くの間はリバウンドの影響か、皮がポロポロむけてかゆみも若干強くなったようですが、滲出液の出ている部分は減っていきました。それに心強さを得たB君は、翌月から塗り薬を使うのをやめると、2ヵ月が過ぎたころには顔や首の一部に湿疹のない皮膚が現れてきたのです。そこからかゆみの範囲も徐々に狭くなってきて、半年がたつと最初に来院したときと比べて、皮膚が健康的な色へと変わっていきました。

その後、受験にもパスした彼は、気分も新たに中学校と当院を卒業しました。

このように、保湿薬を塗りすぎてかえって新陳代謝が弱められている場合は、使用量を減らすことが「真のスキンケア」になると考えられるのです。

スキンケアの基本❶

脂まみれの汚れはお風呂でしっかり落とす

真のスキンケアの実践で基本になるのは、皮膚を清潔に保つことです。とくに重要なのが、毎日塗っているステロイド薬や保湿薬などの脂、かゆみのもととなる汗、皮膚の新陳代謝を邪魔している古い角質などを、お風呂できちんと洗い落として清潔にすることです。日々の入浴をおろそかにせず、自分の肌と向き合う「スキンケアのゴールデンタイム」と考えましょう。

ところで、アトピーの人にお風呂でどのように体を洗っているかたずねると、「乾燥肌なので、石けんを使わずに洗い流すだけにしている」という声をよく聞きます。中には石けんを使わないどころか、入浴も2〜3日に1回という人がいました。「その理由は?」と聞くと、「入浴すると肌を乾燥させてしまうから」。

本やインターネットでは、「石けんで洗うと皮脂が失われて肌が乾燥しやすいため、アトピーの人は石けんを使わないほうがいい」という記事を目にする機会が多く、著名人の中にも石けんを使わない人がいるとか、欧米人は2〜3日に1回しか体を洗わないなどの情報も紹介されています。

こうした話をもとに患者さんたちも、できるだけ石けんを使わないようにしたり、入浴を控えたりしているようです。

アトピーではない健康肌の人、欧米のように乾燥した地域に住んでいる人の場合であれば、汗をあまりかかない冬場などは皮膚の乾燥を防ぐために、石けんを使わずに洗ったり、入浴も2〜3日に1回にしたりすることもあるでしょう。アトピーの人は皮膚が乾燥しがちなので、石けん洗いをしないというのも一見、理にかなっているように思えます。

しかし、実はここに大きな落とし穴があります。少し深掘りしてみましょう。

日本のように高温多湿な地域の場合、1日を過ごした皮膚の表面では、たとえ冬場でも皮脂膜に汗やほこり、古くなった角質などが混じって汚れています。そこにステロイド薬やプロトピック軟膏、保湿薬などを塗れば、皮脂膜にさらに薬の層が重なってしまいます。

残念ながら、こうした体表についた脂分は、お湯で洗い流しただけではしっかり落とせません。そこに毎日、外用薬を塗りつづければどうなるでしょうか？　落としきれないまま皮膚に残った外用薬は、古い天ぷら油と同じように酸化して皮膚を刺激する原因にもなります。また、汚れた皮脂と外用薬の脂分、さらに古い角質がどんどん堆積（たいせき）し、皮膚の新陳代謝をさらに低下させるという悪循環に陥ってしまうのです。

こうして皮膚に古い細胞（主にたんぱく質）と脂分がこびりつき、さらに体温と汗（水分）が加わることで、雑菌にとって繁殖しやすい格好の培養地が皮膚表面にできあがります。とくに子どもは活発に動くので汗をかきやすく、体温も大人より高めです。体の蒸れと雑菌の繁殖によって、皮膚は炎症やかゆみを引き起こしやすくなります。実はお母さんたちが、よかれと思って厚塗りしている保湿薬は、逆効果になってしまう場合があることを、ぜひ知っておいてください。

そこで、私もアトピーの相談に来た人たちに対し、皮膚表面についた脂混じりの汚れや外用薬は、毎日しっかり洗い落とすようにアドバイスしています。

皮膚の新陳代謝を高める体の洗い方

では、私の治療センターで、アトピーの患者さんたちに実践してもらっているお風呂の入り方を説明しましょう。

基本は「石けん＋タオル洗い」

❶石けんを使ってしっかり汚れを落とす

体表についた脂混じりの汚れは、お湯で流しただけでは落としきれません。天然油脂や脂肪酸を原料とする石けんで分解しなければ落とせないので、入浴時には石けん洗いが基本になります。

また、石けん選びも慎重に行いましょう。アトピー肌用、敏感肌用、液体のボディーソープは、オイルなどの保湿成分が必要以上に含まれています。洗い流しても、皮膚に膜が張ったような使用感、スベスベ

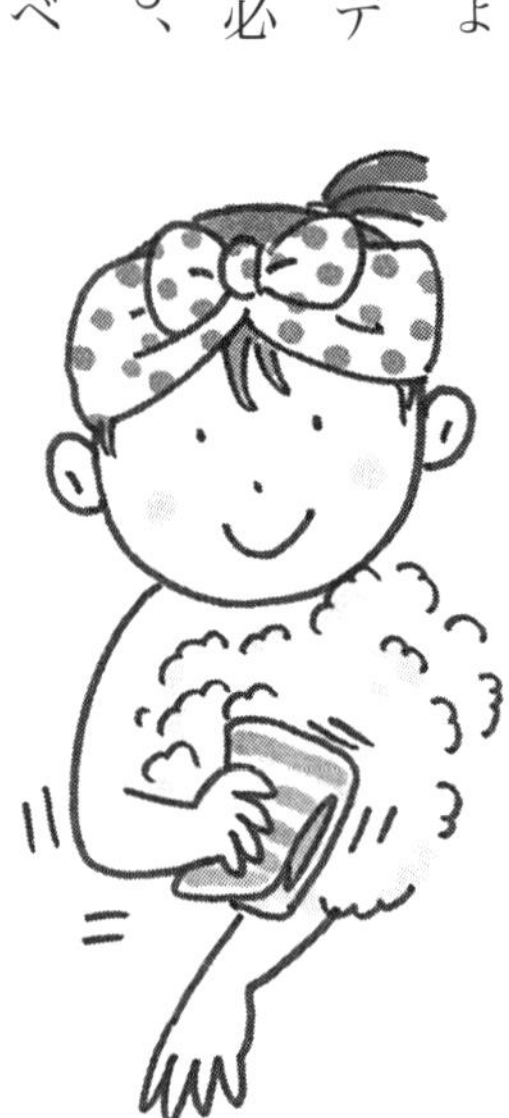

感のあるものは適していません。

合成添加物も要注意。液体ボディーソープは、ベビー向けも含めて、保湿成分も合成添加物も大量に含まれているのであまりおすすめできません。石けんは、なるべく保湿成分や合成添加物が含まれていない「**無添加の固形石けん**」を選んでください。

❷やわらかいタオルを使ってよく泡立てる

古い角質を落とすには、石けんを手につけて洗うよりも、「石けん＋タオル洗い」が最適です。ただし、肌を傷つけないように、ナイロンタオルなどの化学繊維素材ではなく、綿や竹布（竹繊維）、ガーゼ素材などの**やわらかい布製タオル**を使いましょう。そして、しっかりと石けんを泡立てて、ゆっくりとていねいに洗ってください。

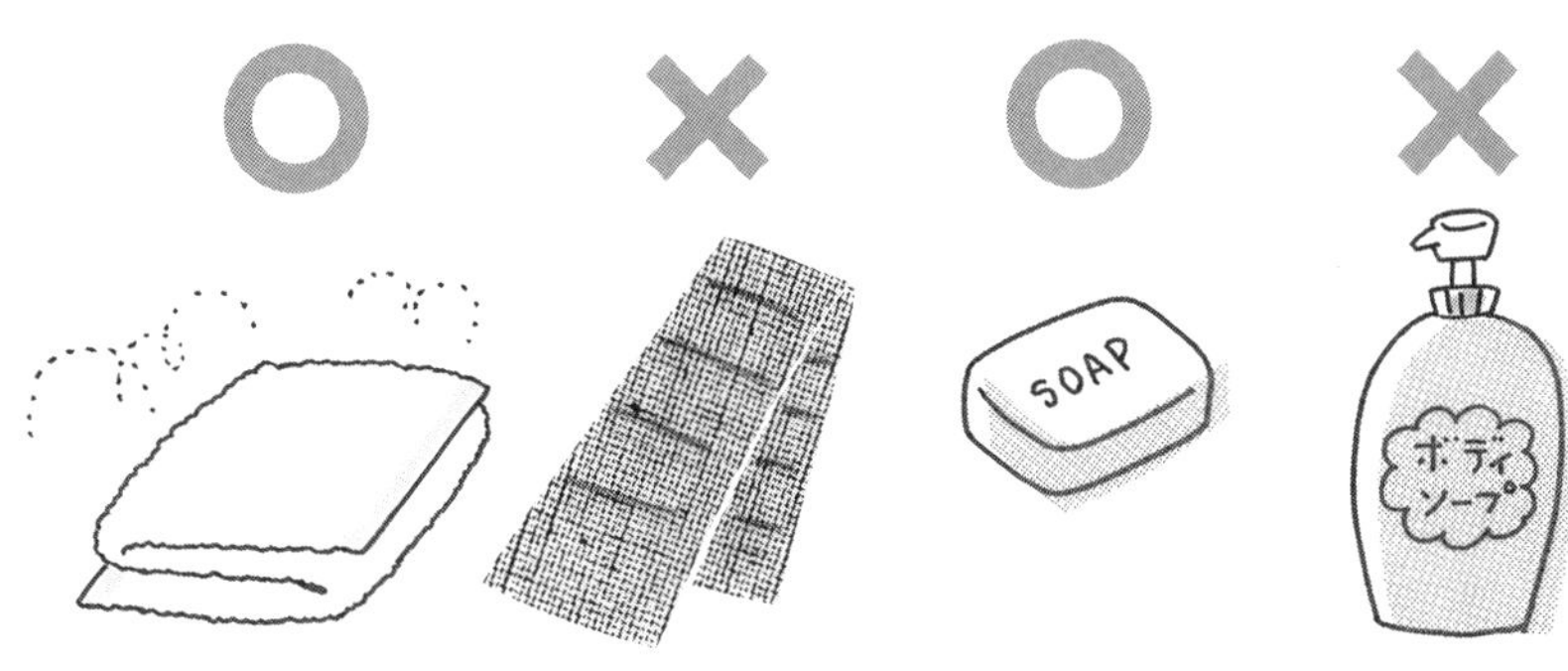

この洗い方に変えてから、1〜2週間後にカサカサの古い角質が取れて、かゆみが軽くなったという人がたくさんいます。

❸石けんの泡や脂分の洗い流しは入念に

石けんの泡や脂分の洗い残しがあると、皮膚にとっては保湿薬などの膜が残っているのと同じ状態です。古い角質も落としきれていないので、確実に洗い流しましょう。

そのさいには、次の3つのポイントを意識しながら体を洗ってください。

洗い流しの3原則

●指を使ってなで洗い

まず、シャワーで石けんの泡をざっと流した

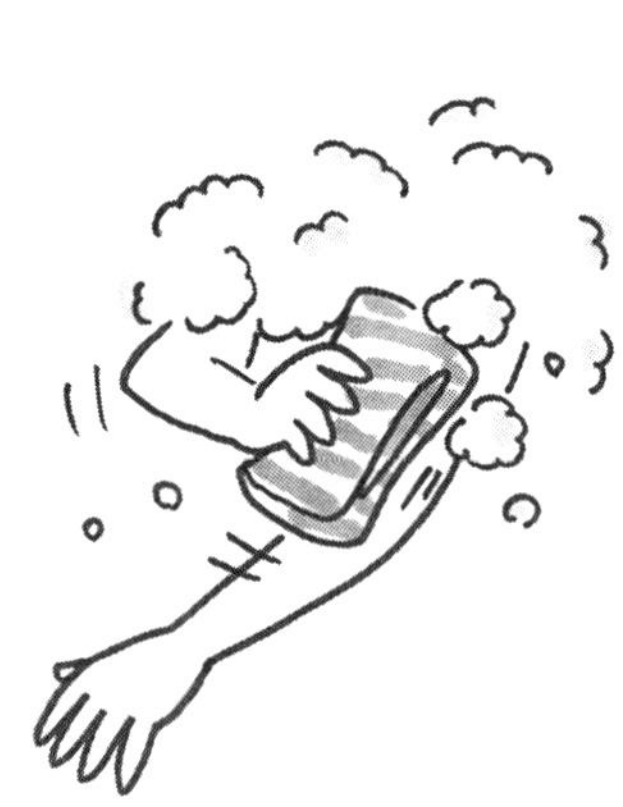

あとに、指（2〜3本）を使って肌をなでる要領で洗い流すこと。古い角質や石けん泡が落ちたかどうか、シャカシャカとなで洗いすることで確認できます。**古い角質が残っていればザラザラ感、脂分が落としきれていなければヌルヌル感があり、これは洗い流しが足りていないサイン**です。キュッとした肌触りになるまで洗い流しましょう。

●蒸れやすいところを重点的に洗い流す

首まわり、わきの下、ひじ、また、ひざ裏、手首、足首など皮膚が弱く、汗で蒸れやすいところは念入りに洗い流します。

●子どもの体洗いは大人が確認

小さなお子さんは、お母さんやお父さんがていねいに洗って、しっかり流してあげましょう。お子さんも小学生になると1人で入浴できるようになります。この年代は、本人が「洗ったつもり」「しっかり流したつもり」でも、実際は上手にできていないことがよくあり、それがかゆみや湿疹の隠れた原因になります。

そこで、お子さんが正しい体洗いをできるようになるまで、保護者もいっしょに2〜3回は入浴してあげて、首まわり、わきの下、背中、ひじ、また、ひざ裏、手首、足首などをきちんと洗えているか、石けんの成分や古い角質の洗い流しが雑になっていないかなどをチェックしながら、体の洗い方を教えてあげましょう。

そしてお風呂上がりは、必ず大人の目で全身を洗えているか確認します。しっかり洗い流していれば、大人も子どももサッパリした気持ちのいいお風呂上がりになるはずです。

重症の場合は「タオルなし石けん手洗い、またはシャワーのみ」

「石けん＋タオル洗い」で説明した❶〜❸の項目は、アトピーが慢性化しているものの、皮膚がある程度、小康状態を保っている人に適した体の洗い方です。

皮膚が赤くてジュクジュクしていたり、痛みが生じていたりする場合は、タオルは使わずに石けん手洗い、もしくは、シャワーで軽く洗い流すだけのほうがいい場合もあります。

●皮膚の炎症が悪化している

あちこちで皮がむけて傷口も広がっている、滲出液がにじみ出てジュクジュクしている、皮のむけた傷口から出血している――このような人は、タオルの使用は傷口がふさがるまで待ってください。無理に皮をはがしたり、タオルで洗ったりすると傷口が広がってしまいます。タオルは使わず、石けんをよく泡立てて手で軽くなで洗いするか、石けんが傷口にしみて痛む場合は、石けんも使わずシャワーで軽く洗い流すだけにしましょう。

●皮膚の炎症が広範囲

赤く盛り上がった炎症の範囲が全身に広がっている場合は、皮膚の自然治癒力が低下しているため、タオルは使わず、石けんをよく泡立てて手で軽くなで洗いする程度にしてください。

●かき傷が広範囲で、かさぶたが固まっていない

かき傷が体の各所にあったり、傷口のかさぶたが固まっていなかったりする場合も、傷口がある程度、固まってくるまでタオルは使わず、石けん手洗い、または、シャワーで軽く流すくらいにしましょう。

こうした例外的な症状がある場合も、経過とタイミングを見計らいながら少しずつ石けん＋タオル洗いに変えていきましょう。リバウンド症状が治まってきたり、傷が固まってきたり、炎症の範囲が小さくなったりしたのを確認し、部分的に石けん＋タオル洗いを行えば、少しずつでも新陳代謝の回復につながっていきます。

スキンケアの基本❷

肌のカサつきや乾燥を和らげる石けん2度洗い

アトピーの人が訴える悩みに、お風呂上がりのカサつき、乾燥があります。今まで皮膚の表面を覆っていた皮脂や保湿薬が一時的になくなり、空気に直接触れるようになると、カサつきや乾燥によるムズムズ感を我慢できないという人が少なくありません。

しかし、入浴後、すぐに保湿薬を塗ってしまうと、皮膚から皮脂が分泌されにくくなるばかりか、体温の上昇による発汗も妨げられ、体内に熱がこもって蒸れてしまいます。そこで、お風呂上がりのカサつきや乾燥を軽減する方法として、「石けん2度洗い」を試してみてください。

石けん2度洗いのやり方

❶100ﾍﾟｰｼﾞで述べたように、最初の1回めは、しっかり石けんで汚れを洗い流す
❷石けんの泡や脂分をしっかり洗い流した後、もう一度石けんで軽く洗い、素早くサッと洗い流す

2回めの石けん洗いは、石けんに含まれている弱い油分で皮膚を薄くコーティングするのが目的になるので、泡を軽く流す程度にします。

「それなら初めから石けんをしっかり洗い落とさず、軽くシャワーをかければすむのでは？」と思う人がいるかもしれませんが、それでは古い角質を落とせません。

つまり、1回めと2回めの石けん洗いでは目的が異なります。2回めの石けん洗いで皮膚表面に軽く油膜を張った状態になり、皮膚の乾燥をある程度抑えつつ、発

汗を妨げることもありません。

お風呂上がりに保湿薬を使用する場合、お風呂上がりにすぐ塗るのではなく、できれば少し待ってからのほうがいいでしょう。15〜30分くらいたつと皮膚から自然な皮脂がじんわりと出てきて全身を覆ってくれます。この習慣を続けていれば、しだいに皮脂の分泌能力が高まり、皮膚のバリア機能の回復につながります。

また、保湿薬は広範囲にベッタリと塗るのではなく、カサつきがひどい部分や切れて痛むところなどに、最小限の量を薄く延ばして塗るようにしてください。

スキンケアの基本❸

皮膚を傷つけない「かゆみ」の対処法

第1のカギ「自然治癒力のしくみ」を手に入れたとき、「かゆみ」には大きく分けて2つの種類があることを述べましたが（44ページ参照）、みなさんはまだ覚えていますか？　ここでもう一度おさらいすると、かゆみは次の2種類に分けられます。

❶皮膚の炎症によって起こるかゆみ
❷皮膚表面についた刺激物や異物を知らせる信号として起こるかゆみ

皮がむけたり、傷口がかさぶたになったりしてかゆくなるのは、正常な皮膚に回復する過程で起こる❷のタイプのかゆみなので、ある程度はしかたないものです。

とはいえ、「かゆみを気にしないで我慢しましょう」というのも無責任ですから、その効果的な対処法を紹介します。これから述べる「かゆみの対処ルール」を覚えておくと、感覚的にかゆみが弱まるだけでなく、精神的にも余裕を持ってかゆみと向き合えるようになるでしょう。

かゆみの対処ルール

まず、**かゆみは、しばらくすると必ず治まります**。どんなに炎症を起こしている場合でも、かゆみが途切れずに続くことはありません。かゆみとは、神経への刺激信号であるという性質から必ず弱くなり、いつか信号は途切れます。同じ場所に生じるかゆみは、せいぜい数十秒から数分。しばらくすると消えるので、それまでをどうやり過ごせばいいか、がポイントになるのです。

●炎症がある場合は周囲をかく(★)

❶の炎症によるかゆみの場合、炎症が生じている皮膚はとても弱く、かくとすぐに組織が壊れてしまいます。ですから、炎症のある部分を直接かかずに、炎症の周囲をかくようにすること。また、漫然と広範囲をかくのではなく、かゆいポイントに集中して1本の指だけでかくことが炎症を悪化させない秘訣です。

●カサつきを落とす要領でかく(★)

❷のかゆみについては、古い角質が落ちる新陳代謝によるものです。この場合は、古い角質がなくなったり、細かい皮が落ちたりすれば、かゆみ信号は止まります。カサつきを軽く落とすつもりでかくといいでしょう。ただし、爪を立てて強くこするのではなく、指の腹をすべらせるような軽いタッチです。

●同じ場所を5秒以上かきつづけない（★）

健康な皮膚の人でも同じところばかりをかいていたら、炎症が生じて血も出てきます。皮膚が弱い人は、湿疹が悪化したり傷口が広がったりするので注意してください。5秒以上はかきつづけないようにして、必ず肌から手を離すといったルールでブレーキをかけましょう。

●別の刺激信号でかゆみを紛らわす

たとえば、虫に刺された部分を指で押すと、圧迫によってかゆみを紛らわせることができます。これは案外と役に立つ対処法で、かゆみが消えるまで軽くトントンとたたいたり、氷で冷やしたりするなど、ほかの刺激信号によって紛らわすのも効果的です。

●無意識のかきグセに気づく

アトピーの人は、「なんとなく」「無意識に」患部をかいてしまうクセがあります。こうした「かきグセ」があることを少し意識するだけでも、かゆいところに手が伸びにくくなり、皮膚をかく頻度や強さも自然に調節できるようになります。

このように、かゆみが生じるメカニズムや対処法を知り、「かゆみルール」の範囲内ならかいてもOKと決めておけば、かなり気分も軽くなりませんか？

かゆみとは何かを理解すれば適切に対処でき、少しずつ皮膚は丈夫になっていきます。ただし、かくときは、傷や炎症を起こさないように、ふだんから爪は切っておきましょう。

また、小さいお子さんを持つお母さんの場合、症状の悪化を心配して、お子さんに「かいちゃダメ！」と強い口調でいってしまうこともあるでしょうが、禁止しても無意識のかきグセは止められません。

そんなときは、小さいお子さんでもわかるように、★印をつけた最初の3つの「かゆみルール」でやさしくかくことを教えてあげると、かきグセによるひっかき傷や出血を減らせるでしょう。

かゆみの対処ルール

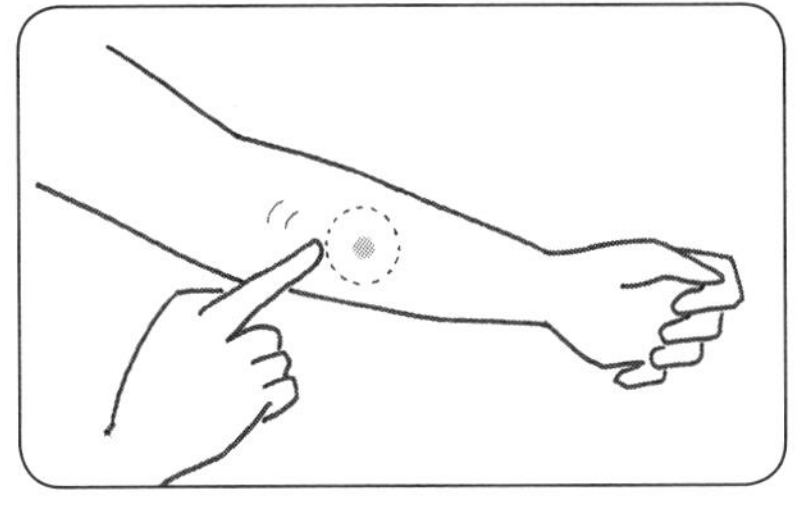

炎症がある場合は周囲をかく(★)

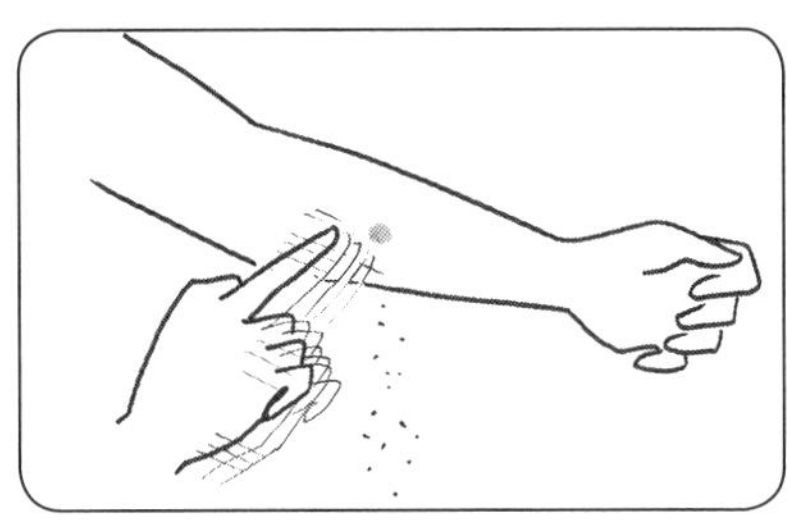

カサつきを落とす要領でかく(★)

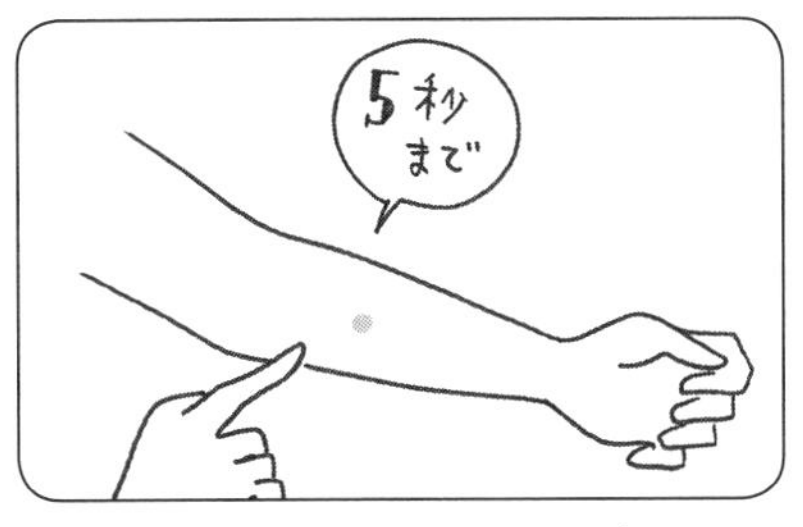

同じ場所を5秒以上かきつづけない(★)

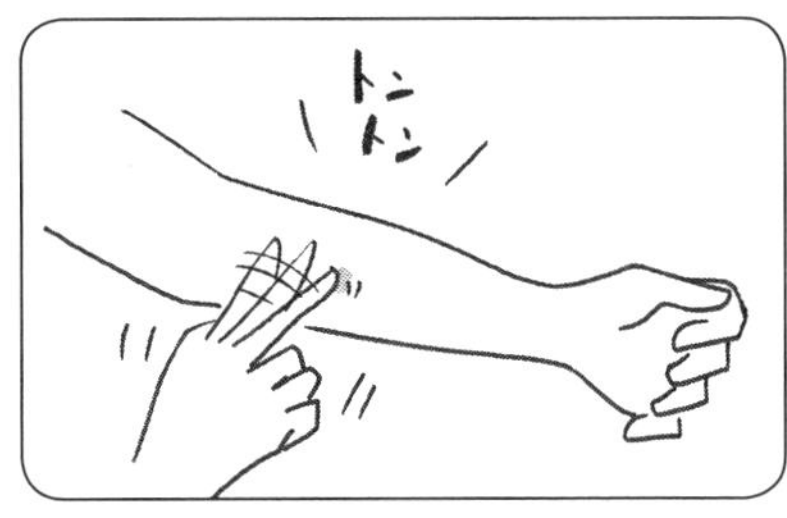

別の刺激信号でかゆみを紛らわす

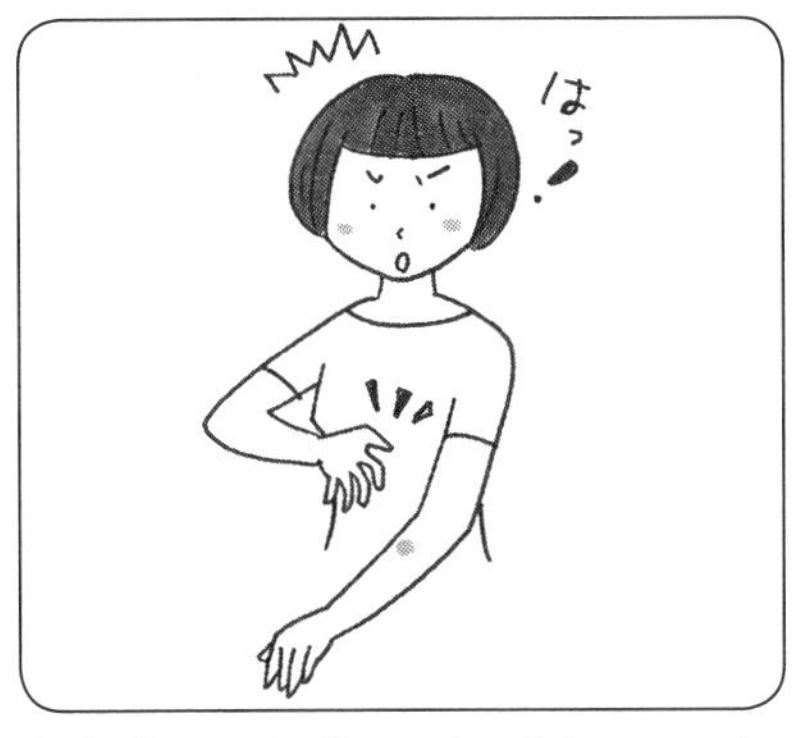

無意識のかきグセに気づく

小さいお子さんには、★印をつけた最初の3つの「かゆみルール」をていねいに教えてあげてください。

スキンケアの基本❹

かゆみを和らげる手足のマッサージ

かゆみを和らげて皮膚の新陳代謝を促すには、血液やリンパ液（細胞から余分な水分や老廃物を運ぶ無色透明の液）の循環をよくして、皮膚にたまったかゆみ物質や老廃物を洗い流し、細胞に酸素や栄養を送ることが必要です。しかし、筋肉が硬くなっていたり体が冷えていたりすると、血液やリンパ液の循環も滞るので新陳代謝が悪くなり、かゆみを軽減しにくくなります。

実際に、アトピー体質の人は患部周辺の筋肉が硬くなっていたり、冷え性だったりすることが多く、体温が高いはずの子どもでさえ、手足を触るとヒンヤリと冷たくなっていたりします。これは手足など体の末端にまで血液が行きわたっていないことの現れです。

そこで、冷えやすい手足をマッサージして、体の末端から皮膚表面、そして全身へと血液循環を促すこともおすすめします。

マッサージのタイミングとしては、お風呂上がりや就寝前が効果的です。お風呂上がりは体が温まって筋肉もゆるんでいますし、リラックスできる夜間にマッサージをして血液やリンパ液の流れをよくすれば、就寝中のかゆみが軽くなり、皮膚の新陳代謝も促されます。

また、小さいお子さんには、寝る前にお母さんが手足のマッサージをしてあげるといいですね。１日の出来事を聞いたり話したりしながら「早くよくなるといいね」という願いを込めたマッサージタイムは、お子さんの緊張や不安、そして寝ている間のかゆみを和らげる親子の大切なふれあいになります。

マッサージをする部位

❶両手の指を1本ずつ　❷両手の甲と裏　❸両手首　❹両足の指を1本ずつ
❺両足の甲と裏　❻両足首

❶〜❻を10分以上かけてゆっくりともんでいきます。とくに皮膚の厚い部分は時間をかけて行ってください。

マッサージをする部位

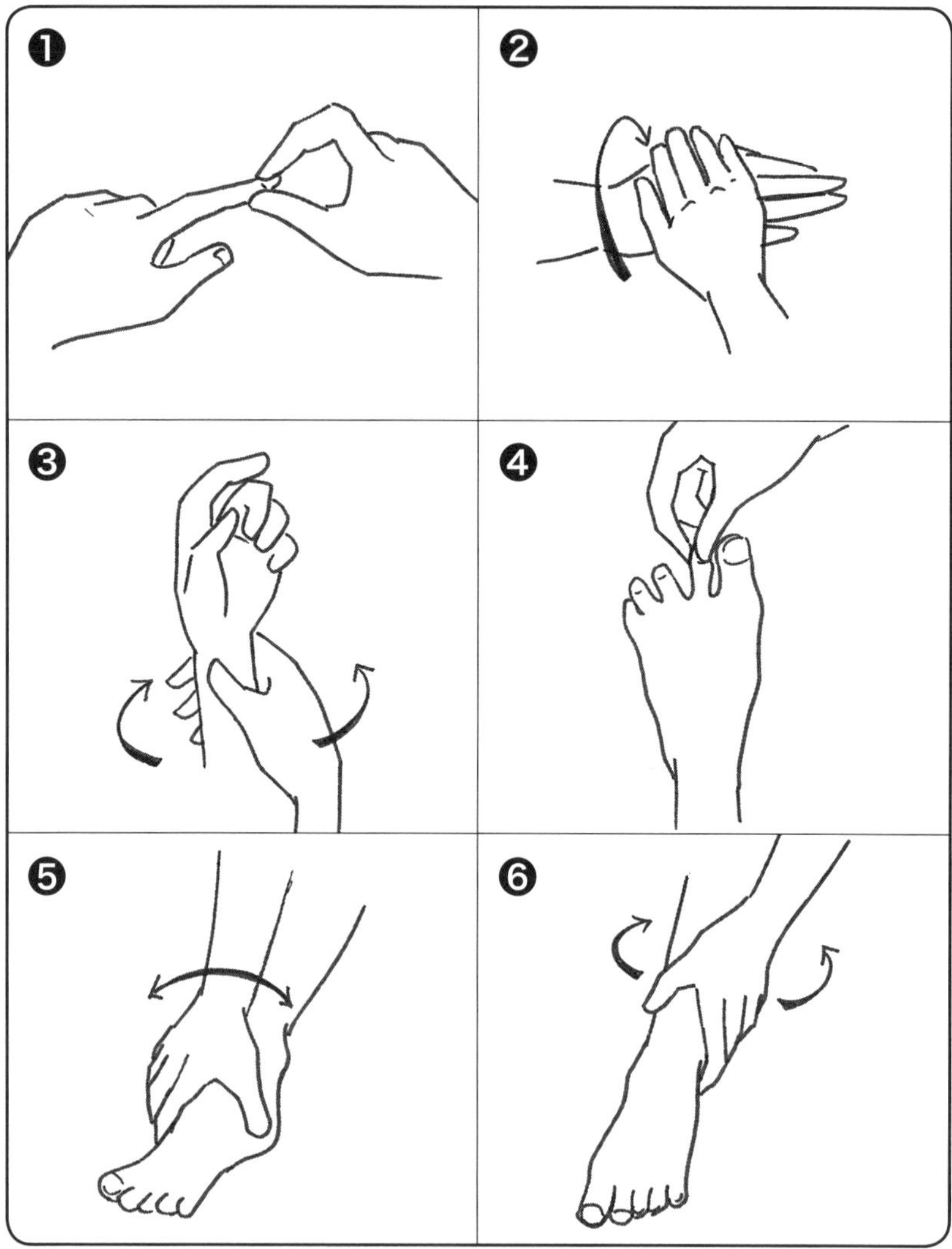

序章でも紹介した小学生女子のAちゃんは、ステロイド薬を塗っていても毎晩アトピーによるかゆみで目を覚まし、全身をかきむしっていたといいます（26ページ参照）。顔や首、ひじやひざの裏にもたくさんのかき傷がみられたので、私はマッサージのやり方をお母さんに教えて、Aちゃんが寝る前の習慣にしてもらいました。かゆみの軽減効果はすぐに現れて、Aちゃんは夜中に目を覚ますことが減り、2ヵ月ほどで皮膚からかき傷が消えていきました。半年がたつころには、最初の来院時と比べて肌がとてもきれいになり、朝まで熟睡するようになったそうです。マッサージはとても気持ちがいいのでAちゃんの寝つきも早く、現在も親子の習慣として続いています。

もちろん、お子さんだけでなく、誰にとってもマッサージはかゆみの軽減効果が期待できます。皮膚をかいてしまうより、マッサージしたほうがかゆみを抑えやすいという声も多く、マッサージを長く続けているほど硬い皮膚がやわらかくなり、黒味を帯びていた皮膚も徐々に明るい健康色に変わってきたと好評です。

ここまで私が話してきたことは、一般的なスキンケアの常識とはちょっと異なるので、戸惑う人がいるかもしれません。しかし、アトピーに改善が見られない人は、今までの固定観念を取り払い、保湿薬の使い方、体の洗い方、かゆみルール、手足のマッサージといった「真のスキンケア」をぜひ試してください。

これらを実践することで、みなさんを悩ませていた「かゆみ」に対する対抗手段が身につき、皮膚の新陳代謝も活発になります。

ここまでの第1のカギ、第2のカギと合わせて、第3のカギも手に入れたことで、アトピーを克服する展望が開けてきた人もいるのではないでしょうか？

さあ、自信を持って、次のカギも手に入れていきましょう。

第4のカギ

体のゆがみの調整

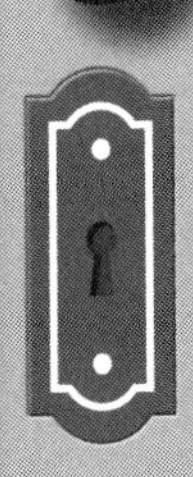

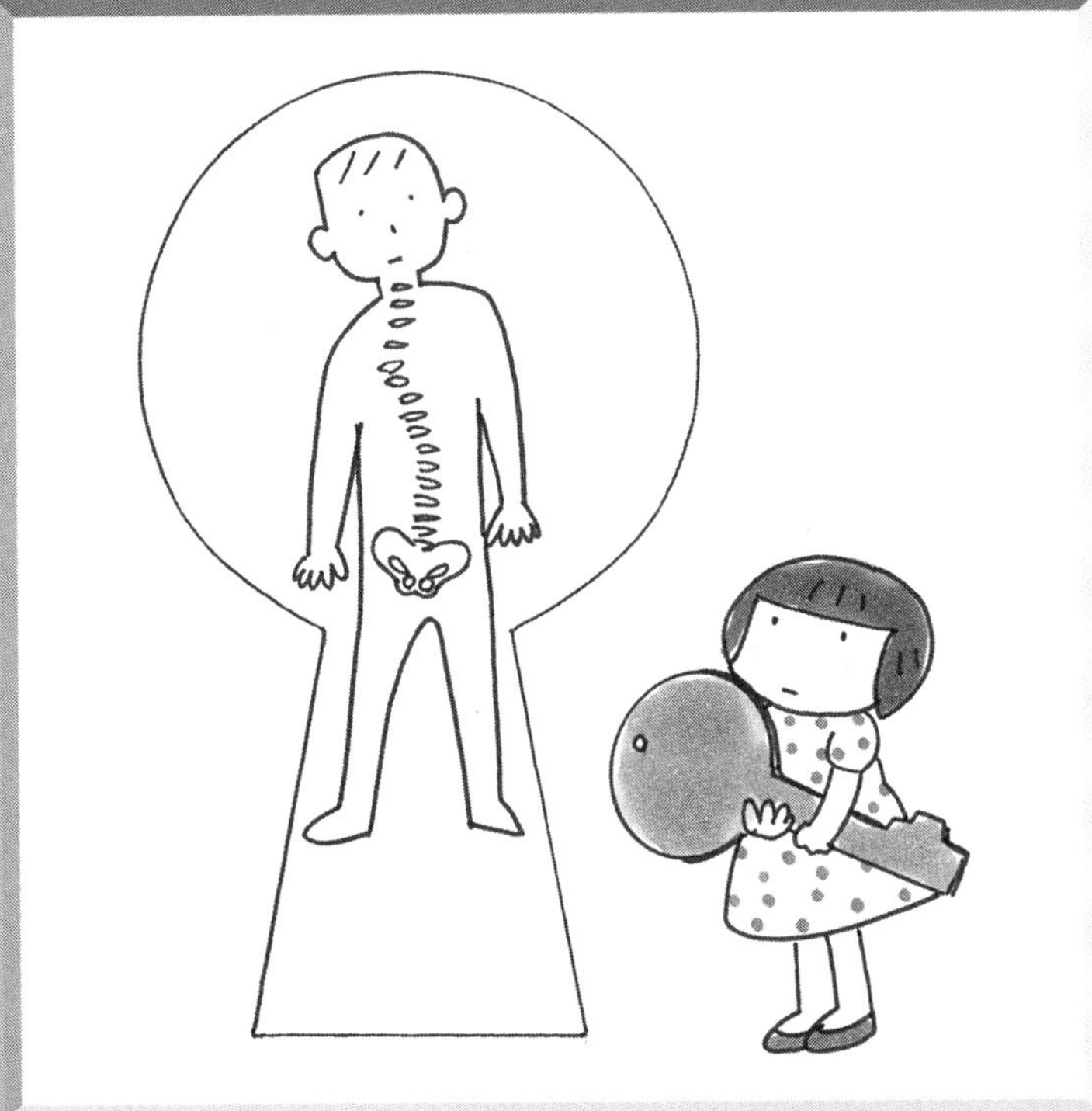

体のゆがみがアトピー体質の要因になっている

本やインターネットの情報サイトをみると、「アトピーは○○をすれば治る！」などと原因を1つに絞り込むような紹介がよくみられます。

しかし、私の治療センターを訪れるアトピーの人たちから、それまでの治療や生活習慣などを聞いていくと、**症状をこじらせてしまった原因が1つだけと想定されたことは、まずありませんでした。**

これまで述べてきたように、ステロイド薬や保湿薬の使いすぎ、不適切なスキンケアなどのほか、栄養バランスの偏り、睡眠不足、精神的ストレスといった要因が重なって、いつまでも症状の改善に結びついていないようなのです。

さらに、筋肉や骨格のアンバランスを整える整体師という視点からみると、実は、アトピーの人には特徴的な「体のゆがみ」があり、症状をこじらせている要因になっていると考えられるのです。この問題を解決することが、アトピーの克服に向けた第4のカギになります。

「体のゆがみ」とアトピーが深くかかわっているといわれても、なかなかピンとこないかもしれませんね。

当院では30年以上も前から最初の来院時に、体のゆがみを映し出す特殊な「モアレ写真」という画像を撮影し、客観的な見地から患者さんたちの筋肉や骨格を分析しています。

モアレ写真では、筋肉の緊張や骨格のアンバランスな状態が地図の等高線のように映し出されるため、体のどこにゆがみが生じて負担がかかっているのかが一目でわかります。

これまでに撮影したモアレ写真は3万人分を超えますが、患者さんたちのモアレ写真や症状などを分析しているうちに、**アトピーの人には特徴的な「体のゆがみ」がある**ことを発見しました。

健康な人のモアレ写真

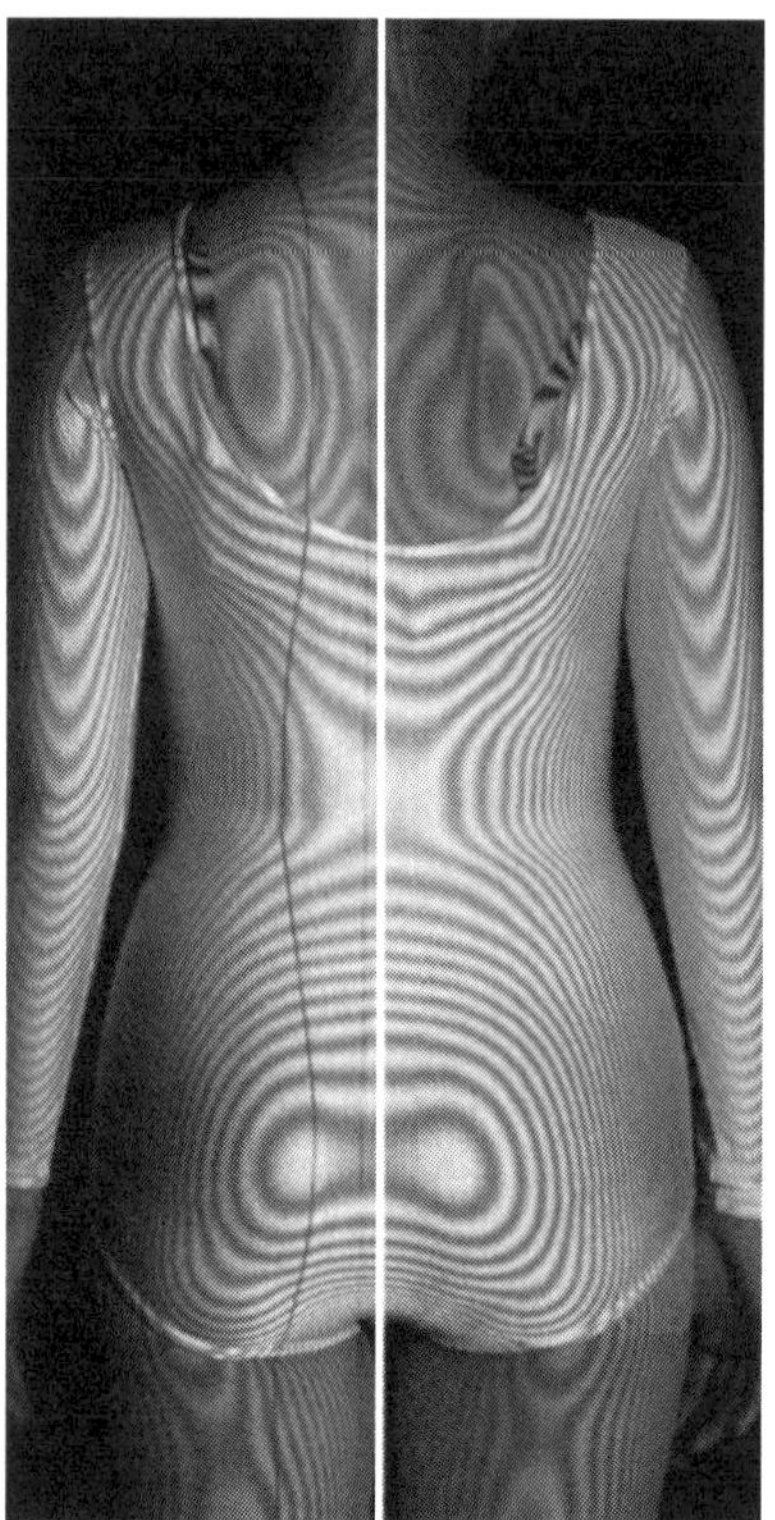

左右の肩甲骨の周囲にほぼ均等な模様が映し出され、首の位置もまっすぐ。腰から殿部には左右均等に模様が現れ、これは骨盤に傾斜が少なく、安定していることを表している。さらに、左右の筋肉も均衡で引っ張り合いが少なく、体に傾斜やねじれもない。

アトピーの人のモアレ写真

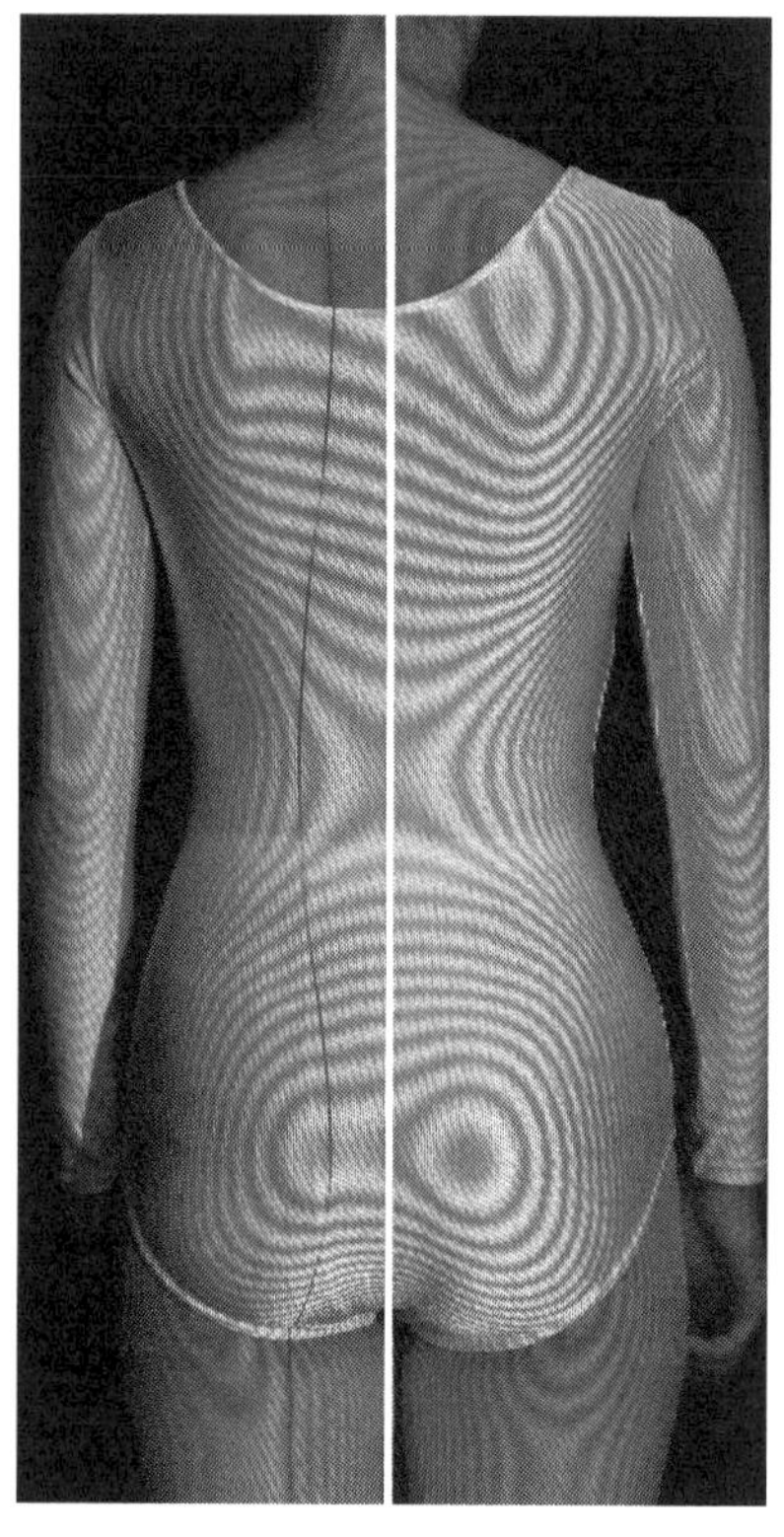

左右の肩甲骨の模様が異なり、右の肩甲骨が下がって、首から肩、胸にかけて右向きにねじれた状態になっている。臀部の模様も左右で大きさが異なり、右が大きくなって骨盤も右横がふくらんで張り出している。これは骨盤がねじれて右側が上がっていることを示している。

体のゆがみは全身に影響する

そもそも人間の体は、2本の足を柱とするなら、骨盤が土台。その上に24個の椎骨（背骨を構成する骨）が積み重なり、一番上に5～7キロもある頭を乗せています（成人の場合、頭の重さは体重の約10％）。

そして、骨盤の左右が水平を保ち、背骨もゆるやかにしなりながらまっすぐに積み重なり、左右の肩がほぼ同じ高さにあれば、重力を効率よく分散できるため、筋肉や関節に無理な負担がかかりません。つまり、理想的な骨格だといえます。

しかし、土台となる骨盤が傾いたり、ねじれていたりすると、その上に積み重なる背骨は不自然に彎曲し、両肩の位置もどちらかに傾いてしまいます。

このような姿勢になると、首・肩・背中・腰・ひざなどの筋肉や関節に偏った負荷がかかり、一方で重力に対して体を支えつづけるために、筋肉を無理に働かせなくてはいけません。すると、筋肉に過剰な緊張や引っ張り合いが生じて硬くなり、筋肉の内部を通る神経や血管が圧迫されてきます。

体のゆがみ

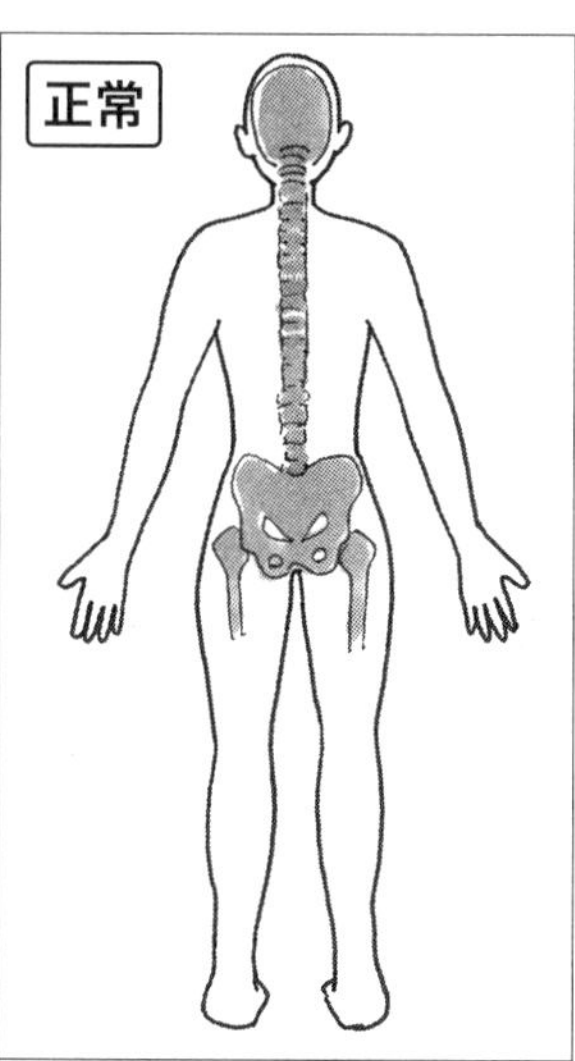

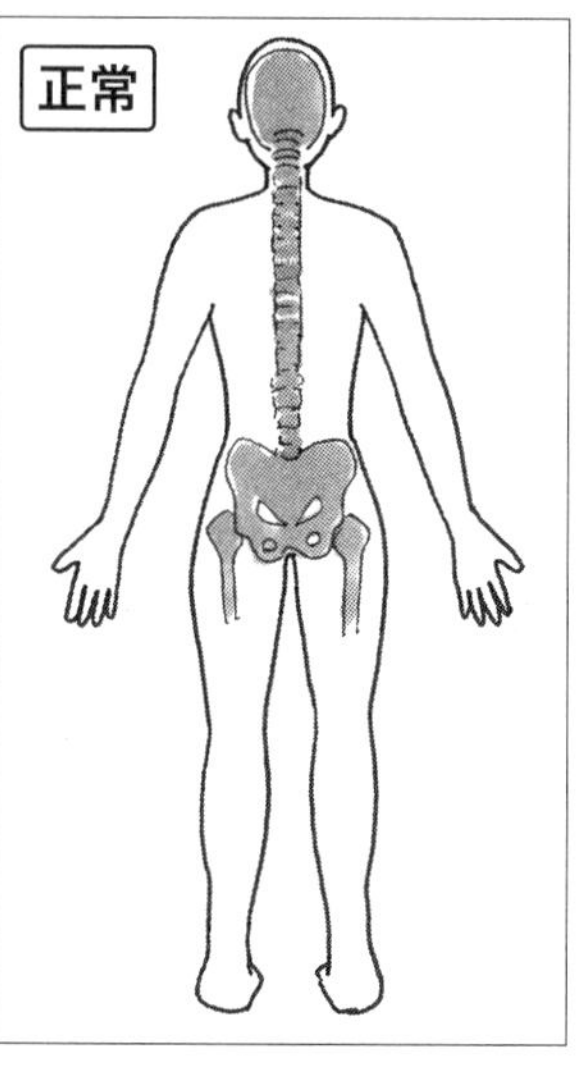

みなさんも、こんな経験はありませんか？　ただ座っているだけなのに肩や腰がこったり、横になって休んでいるのに背中が張ったり、ひざが痛んだり……。もし、思い当たることがあれば、それはみなさんの骨格に大きなゆがみが生じ、筋肉や関節に通常以上の負荷がかかっているサインなのです。

また、背骨や肋骨などの骨格は、心臓や肺、肝臓、腎臓、胃腸などの臓器を保護している甲羅のようなもので、それぞれの臓器は筋肉や薄い膜によって骨に付着しています。その骨格にゆがみが生じると、骨に付着している筋肉や薄い膜が不自然な方向に引っ張られたり、内臓が圧迫されたりして、それぞれの内臓は本来の機能を発揮しにくくなります。

さらに、細胞の新陳代謝（古いものが新しいものと入れ替わること）や免疫力といった自然治癒力も低下し、あらゆる病気や不快症状を招きやすくなるのです。

体がゆがむと自律神経のバランスや血液循環も悪化

体にゆがみが生じると、内臓の働きをコントロールしている自律神経の伝達と血液循環に悪影響が及び、自然治癒力も低下します。そのしくみをみていきましょう。

●自律神経への影響

人体では、血液循環をはじめ、呼吸や体温調節、ホルモン分泌などが、私たちの意志とは関係なく常に行われています。

生活リズムやそのときどきの状況によって脳が感知した情報を各臓器に伝達し、それぞれの働きを調節するという重要な役割を担っているのが、自律神経です。

自律神経には、活動をＯＮにする「交感神経」と、ＯＦＦする「副交感神経」があります。そして、日中や活動時には交感神経が優位になり、夜間や安静時には副交感神経が優位になるというように、交感神経と副交感神経の働きを自動的に切り替えながら臓器の活動バランスを取っているのです。また、細菌やウイルスに対する防御反応や炎症のコントロールなどの免疫システムにも、自律神経が深くかかわっています。

これらの自律神経は、背骨に沿って併走しているので、背骨が弯曲してしまうと自律神経の切り替えも乱れて内臓機能や免疫システムが低下。その結果、さまざまな不調や病気が起こりやすくなるというしくみです。

●血液循環への影響

私たちの体は約60兆個もの細胞からできています。その細胞のすべてに栄養や酸素を供給し、代わりに二酸化炭や老廃物を回収するのが血液の役割です。皮膚の新陳代謝が活発に行われるには、血液が皮膚細胞に十分な栄養や酸素を補給することが欠かせません。

ただ、栄養配分には優先順位があり、脳や心臓、肺、胃、腸といった生命維持に欠かせない臓器から優先的に栄養が届くしくみになっています。逆に、生命維持にはあまり関係がなく、心臓から遠い手足の先や体の外側にある皮膚などは、残念ながら後回しになります。

そして、体のゆがみが大きくなって筋肉が過度に緊張していると、筋肉の中を通る血管が圧迫されて血流も悪化します。また、緊張している筋肉はエネルギーの消耗が激しく、栄養や酸素は体表の皮膚にまで十分に供給されなくなります。こうした体のゆがみに始まる血流の悪化によって、皮膚の新陳代謝が衰えていくのです。

ゆがみのタイプと病気には相関関係があった

人間の筋肉や関節は、一定の系列で関連性を保ちながら動いています。当院ではこの系列を「筋系帯」と呼んでいます。具体的には、体の土台となる骨盤が傾いたりねじれたりすると、その上にある背骨や両肩、頭部の位置も、一定の法則にもとづいてさまざまな方向にゆがんでいきます。

このような筋肉と関節のつながりを重視している当院では、体のゆがみがどのような病気や症状を引き起こすのかについて、40年以上にわたって研究してきました。そして、患者さんたちの症状とその部位のチェック、生活状況のカウンセリング、モアレ写真、施術前後の記録など、さまざまなデータを分析すると、体のゆがみのタイプと、特定の病気や症状に一定の関係性があるとわかったのです。

とくにアトピーに関していえば、90％以上の人が「**右の骨盤が上がり、右肩は下がって、背骨が右に弯曲している**」という特徴がありました。

これが、アトピーの人たちに類型的にみられる「体のゆがみ」であり、「アトピー体質」の大きな要因の1つと考えられます。実際に、アトピーで悩んでいる60代、小学生、1歳児の写真をみてください。

60代男性の背中側の写真からは、次のような特徴が認められます。

❶腰が右に突き出し、骨盤が右に上がっている
❷左に比べて右の肩甲骨が下にあり、右肩が下がっている
❸背骨が右に弯曲しているため、体が右に傾き、右わきの下から腰にかけて胴の皮膚がたるんでシワが寄っている
❹胴体と腕のすき間が、左右で大きく違う

60代男性・小学生男児・1歳児の症例

●60代男性

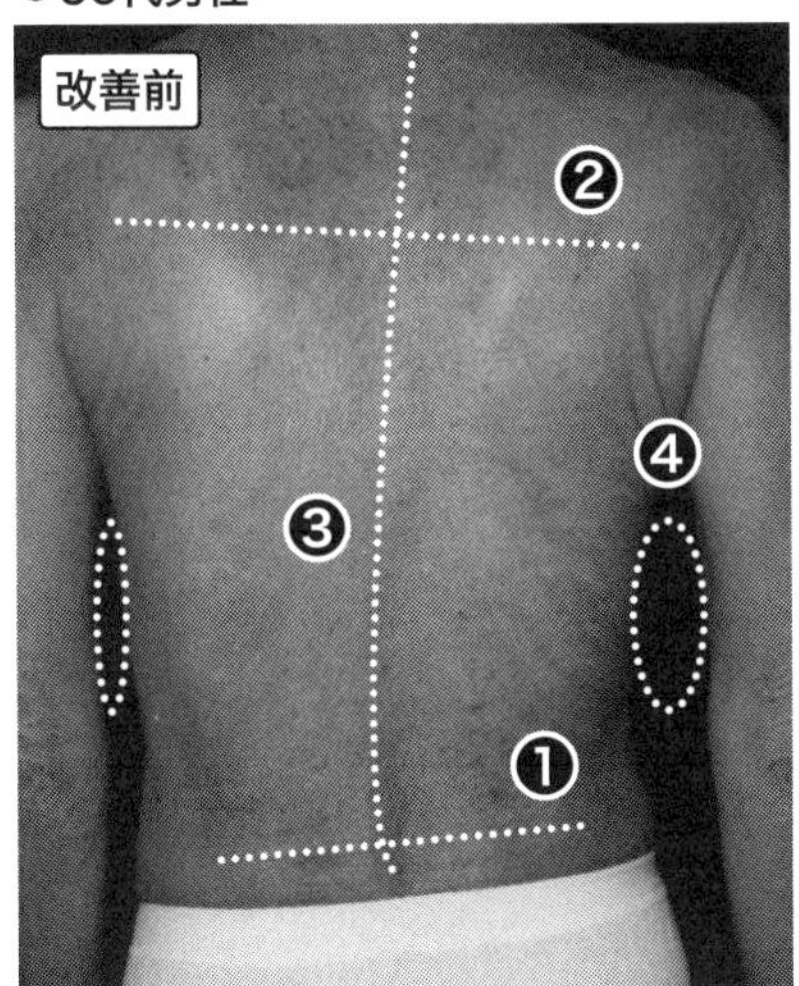

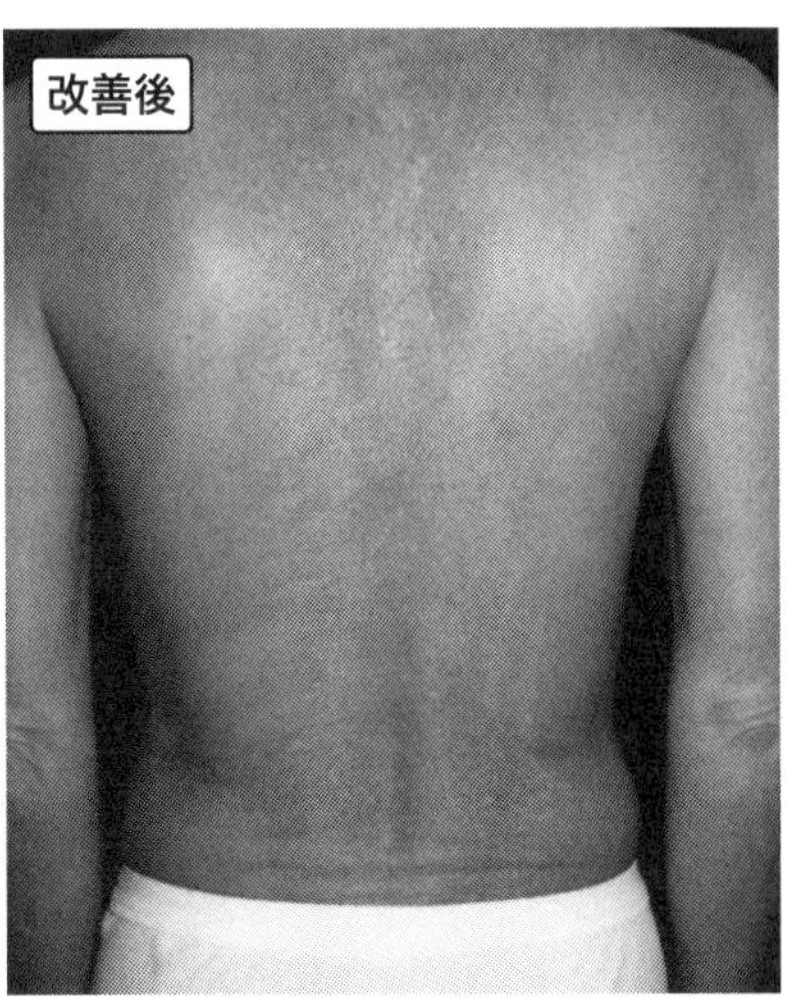

アトピーの改善前（左写真）は、❶腰が右に突き出し、骨盤が右に上がっている、❷左に比べて右の肩甲骨が下にあり、右肩が下がっている、❸背骨が右に弯曲しているため、体が右に傾き、右わきの下から腰にかけて胴の皮膚がたるんでシワが寄っている、❹胴体と腕のすき間が、左右で大きく違う、といった特徴がみられる。こうした体のゆがみが矯正されるにつれて、右写真のようにアトピーの症状も改善していった。

●小学生男児

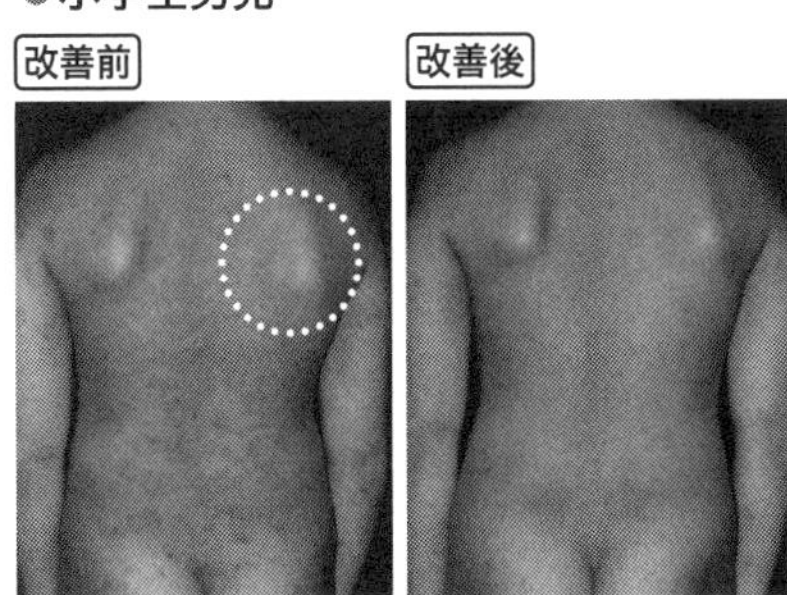

右の肩甲骨が左に比べて下に位置し、右の肩は大きく下がっている。

●1歳児

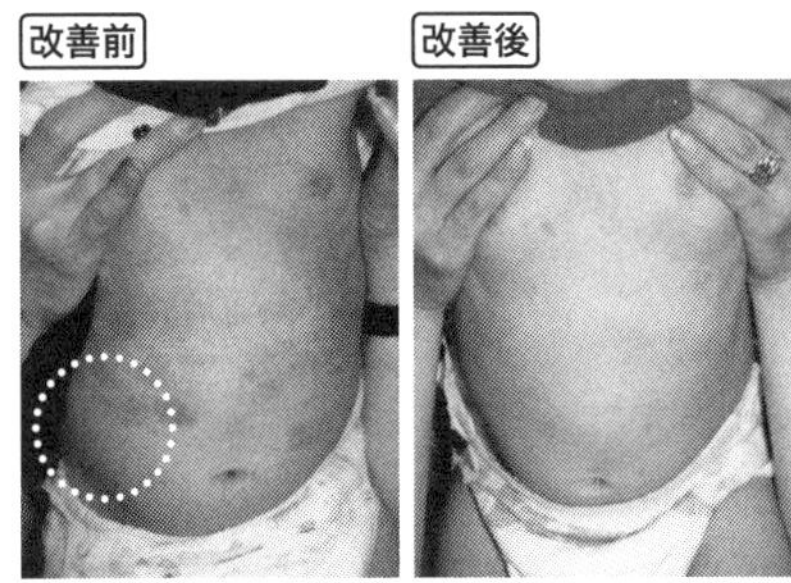

右の骨盤が張り出して、お腹も右側に寄っている。

小学生の背中側からみた写真も、右の肩甲骨が左に比べて下に位置し、右の肩は大きく下がっているのがわかりますね。

また、お母さんに抱っこされた1歳児の腹部の写真でも、右の骨盤が張り出してお腹が右に寄っています。背骨が右に弯曲しているため、右わきの下からのラインが内側にえぐれています。

このようなゆがみのタイプは、鼻炎やぜんそくといった呼吸器系の症状が出やすい人に多く、風邪を引きやすい傾向もみられます。さらに、動悸や狭心症、心筋梗塞など循環器系の病気も目立ち、むくみや便秘にもなりやすいといえます。

逆に、骨盤が左に上がり、左肩が下がって、背骨が左に弯曲しているタイプの人には、胃炎や胃潰瘍、消化不良、腸炎や下痢など消化器系の症状が多くみられます。

つまり、臓器や筋肉の位置関係によって、体のゆがみは特定の病気や症状が発症しやすい状況を作り出してしまうと考えられるのです。

当院では、これまで臨床的に積み上げてきたデータを手がかりにして、アトピーの患者さんの骨格バランスを正し、筋肉の緊張をゆるめる施術を行っています。

アトピーの症状も、体のゆがみによって筋肉がこわばっている部位では新陳代謝が悪く、治りにくい傾向があります。

たとえば、**ネコ背や巻き肩になっていたり、上半身がねじれていたりすると、顔や首、肩、胸、背中などの症状が治りにくく、骨盤の傾斜やねじれが大きい場合は、お腹やお尻、足への症状が治りにくくなります。**

そこで、筋肉や関節を本来あるべき自然な位置や角度に戻していくと、筋肉の緊張もゆるんでいきます。全身の骨格バランスが適切な状態に戻れば、自律神経や血管への圧迫、内臓への負担も取り除かれて本来の機能が回復し、自然治癒力の活性化が期待できるのです。

姿勢や動作に無関心でいるとゆがみは悪化

ところで、なぜ私たちの体にゆがみが生じてしまうのでしょうか？　それには、主に2つの原因が考えられます。

❶先天的要因（遺伝による影響）

みなさんは、「うしろ姿や歩き方がお父さん（お母さん）にそっくり」などといわれたことはありませんか？

両親と顔や体型が似てくるように、体のゆがみも両親から引き継ぐことがあります。親子で骨格や筋肉のつき方が似ていると、体を動かしやすい方向も同じである場合が多く、体のゆがみのタイプまで似てしまうのです。

アトピーやぜんそくのように、家系的に引き継ぎやすい病気や症状があるといわれていますが、その理由の1つとして、親子間に共通している骨格のゆがみも少なからず影響していると考えられるでしょう。

❷後天的要因（生活習慣による影響）

日常生活における姿勢や動作が、体のゆがみを引き起こしているケースです。

毎日、仕事や家事などで同じ姿勢になっていたり、偏った筋肉の使い方をしていたりする場合、また、ケガの後遺症で体の一部に負担がかかるような日常動作をしている場合は、ゆがみが生じやすくなります。具体的には、次のような姿勢や動作が体をゆがませます。

◉日ごろから体の片側ばかり使う動作が多い
※カバンをいつも同じ側にかけている、幼児を同じ側で抱っこする、テニス・卓球・ゴルフなどのスポーツが趣味
◉仕事で同じ方向に体を曲げる動作が多い
※荷の運び下ろし、スーパーなどのレジ打ち、流れ作業など
◉テレビやパソコンを斜めの姿勢でみている
◉イスに座って足を組んだり、横座りしたりするクセがある
◉机やテーブルにひじをついて顔を支えるクセがある
◉ネコ背の姿勢で座っている

ほとんどの人は、このような姿勢や動作のどれかに思い当たるのではないでしょ

うか。

体のゆがみには、先天的要因と後天的要因がそれぞれかかわっていますが、とりわけ後天的要因が大きく影響します。しかし、後天的要因は、日ごろから自分の偏った姿勢や動作を意識することで正すことができますし、体のゆがみを矯正(きょうせい)していくことも十分に可能なのです。

当院では、そのことを患者さんに理解してもらい、後述する体のゆがみを整える体操（ゆがみ改善エクササイズ）も指導しています。体操を続けてもらう中で自然治癒力は少しずつ回復していき、多くの人がアトピーの改善という結果に結びついています。

体のゆがみを自分でチェック

では、自分の体にゆがみが生じているか、どちらの方向にゆがんでいるのか、ゆがみの程度はどれくらいか、などを自分でチェックしてみましょう。

お子さんの場合は、保護者が正面、または後ろに回ってみてあげてください。

体のゆがみチェックのやり方

❶全身が映る鏡の前に立つ
❷7つのポイントを確認する

- □骨盤の位置は、背骨を中心として左右どちらに上がっていますか？
- □骨盤は、左右どちらか横に張り出していますか？
- □ウエストは、左右どちらがくびれていますか？
- □へその位置は、体の真ん中か、または左右のどちらかに向いていますか？
- □肩は、左右どちらに下がっていますか？
- □首は、左右どちらに傾いていますか？
- □頭は、左右どちらに傾いていますか？

アトピーの人に多い体型的な特徴

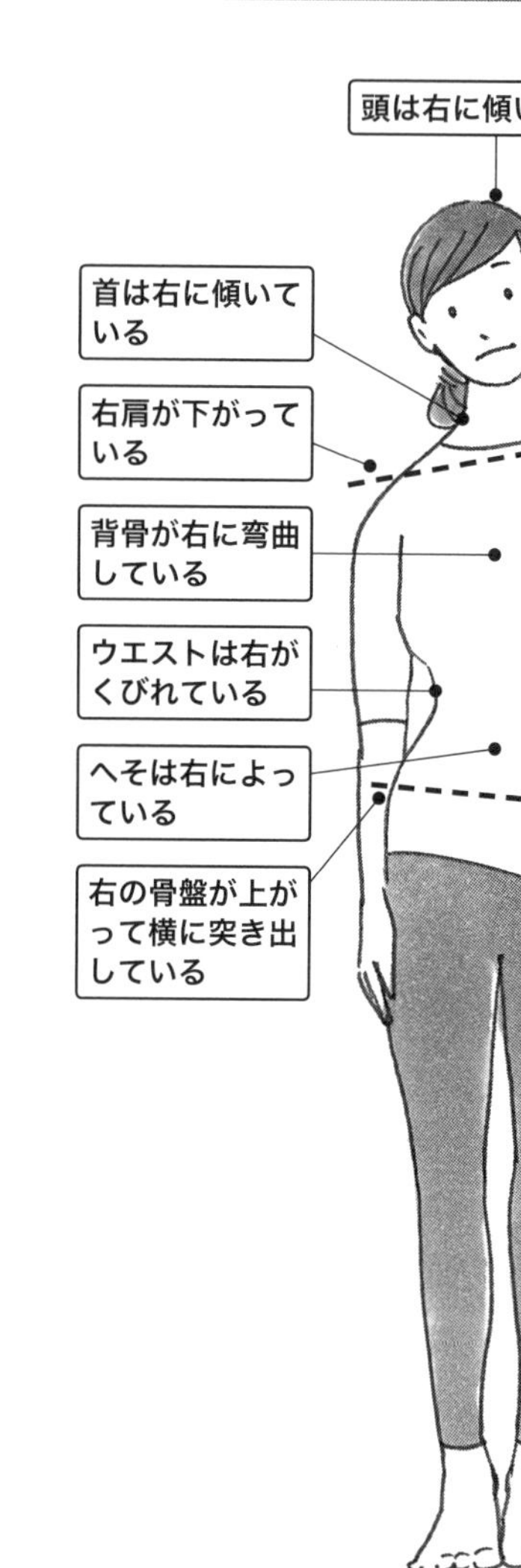

みなさんの骨盤・ウエスト・へそ・肩・首・頭は、どちら側を向いていたでしょうか？

「右の骨盤が上がり、右肩が下がって、背骨が右に弯曲している」という人は、体のゆがみがアトピーに大きく影響していると考えられるので、これから紹介する日常生活の問題点を改善するとともに、「ゆがみ改善エクササイズ」に取り組んでみてください。

体のゆがみを招きやすい姿勢や動作

ふだんから日常生活の何げない動作やクセを意識して、気づいたらすぐに直していくようにすれば、体のゆがみは少しずつ小さくなっていくものです。

筋肉や関節に偏った負担をかけて体をゆがませる原因になるのは、具体的に次のような姿勢や動作です。

よくあるNG動作と改善ポイント

NG動作……どちらかの足に体重をかけて立つ

改善ポイント……両足に均等に体重をかけて立つ

NG動作……イスに座るとき、足を組むクセがある

改善ポイント……下半身が安定するように、両足を肩幅くらいに開いて足裏を床にしっかりとつける

NG動作……前かがみのネコ背になってイスに座る

改善ポイント……お尻が背もたれに当たるように深く腰かけて、背もたれに軽く背中を当てる。お尻が背もたれに届かなければ、クッションを背もたれの間に挟んでお尻を当てる

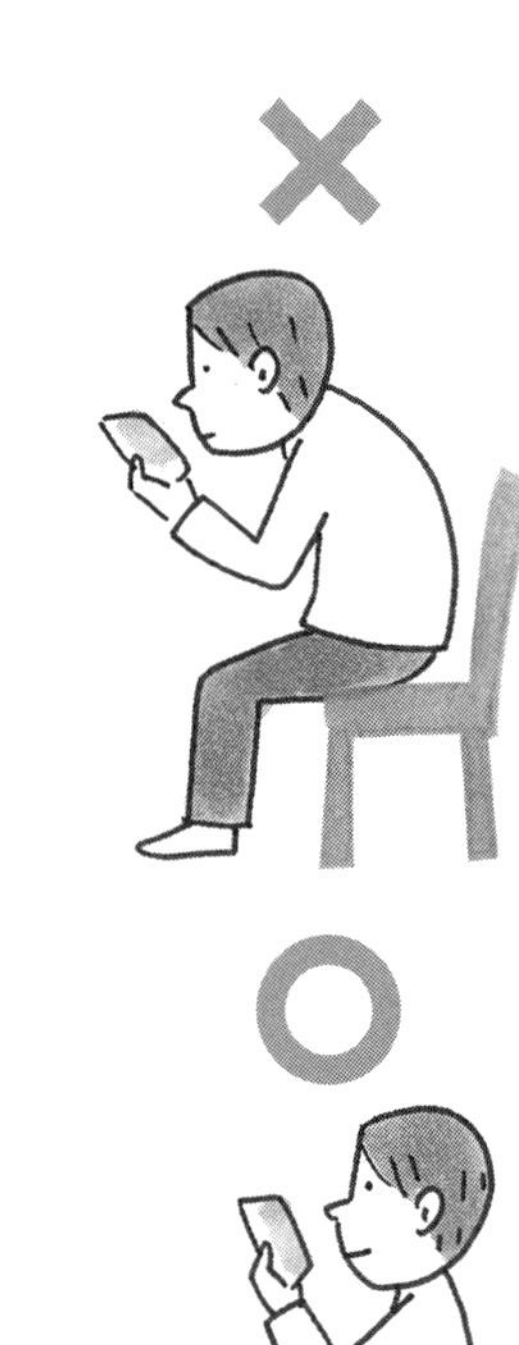

NG動作……テレビやパソコンを斜めからみる

改善ポイント……テレビやパソコンは正面に配置する。または、画面と正対するようにイスの位置を変えて、目線と画面を同じ高さに調節する

NG動作 ……同じ側の肩にバッグや荷物を持つ

改善ポイント ……バッグは5～10分おきに反対側の肩にかけなおす。または、リュックサックに変える。荷物は両手で抱える

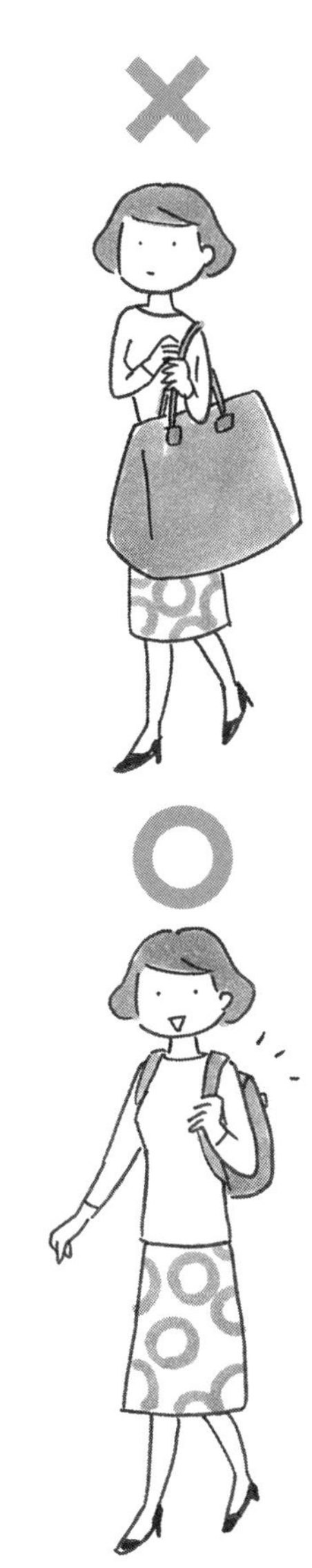

1日を過ごす中で、こうした姿勢や動作を取ることが何度もあるはずです。その都度、ここであげた「改善ポイント」を思い出して修正する習慣をつければ、自然と体が正しい姿勢と動作を覚えて、ふだんから正しいポジションで立つ、座る、持つなどの動きができるようになるでしょう。

アトピー体質を改善する「ゆがみ改善エクササイズ」

当院では、患者さんの症状や体のゆがみタイプ別に体操を指導していますが、とくにアトピー体質の人におすすめしているのが、次の5種類のエクササイズです。

ゆがみ改善エクササイズ

❶左わきプッシュ
❷スイミングエクサ（Ⓐエアクロール・Ⓑエア背泳ぎ）
❸両足脱力
❹骨盤ゆらし（1人用）
❺子ども向け骨盤ゆらし（親子で2人用）

❶❷は立った状態で行い、❸❹❺は床に寝た状態で行います。これらの体操は、アトピー体質の人に多い「右の骨盤が上がり、右肩が下がって、背骨が右に弯曲し

ている」という骨格を本来の状態に戻す働きがあります。**中学生以上であれば❶❷❸❹の体操**。**小学生以下のお子さんの場合は❺の体操**を行うといいでしょう。

とくに**上半身に症状が現れている人は、主に上半身の体のゆがみを少なくする❶❷の体操、下半身に症状が現れている人は、主に下半身の体のゆがみを少なくする❸❹の体操**を重点的に行ってください。

体操を行うタイミングとしては、起床時や就寝前、それに仕事や勉強、家事などで同じ姿勢が続いたときに行うのがおすすめです。また、ゆがみ改善エクササイズは、体だけでなく気持ちをリラックスさせるのにも役立ちます。

体操の目的は、筋肉の緊張や引っ張り合いをゆるめて体のゆがみを整えることですから、くれぐれも「**がんばりすぎない**」こと。肩やお腹の力を抜き、リラックスして行うのがポイントです。1日1～2回でもいいので、毎日の習慣にして長く続けましょう。

2

左手を左わきに軽く当てる

左のわきをギューッと押しながら、右肩を右斜め上に引っ張り上げるようにした状態で、3〜5秒間キープする。

3

一気に体の力を抜く

両腕を開いて**1**の「ハーッ」「スーッ」の呼吸を5回くり返し、全身をリラックスさせる。**1**〜**3**を1セットとして、3セット行う。

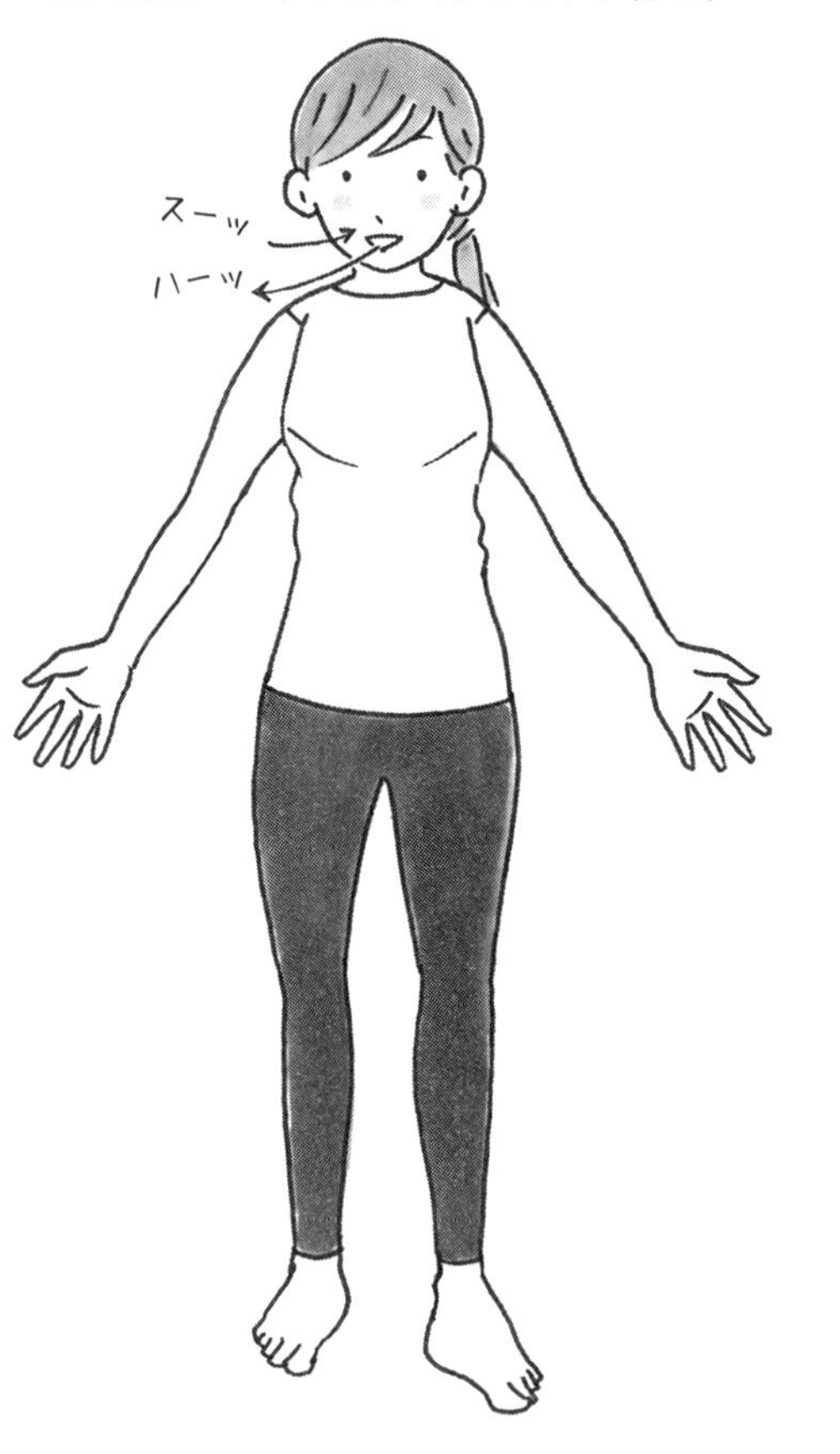

左わきプッシュ

1

両足を開き、全身の力を抜いて立つ

右足を半歩、後ろにずらして、右足の爪先を軽く内側(左側)に向ける。口から「ハーッ」と息を吐き、次に鼻から「スーッ」と息を吸う。この呼吸を5回くり返して、全身をリラックスさせる。

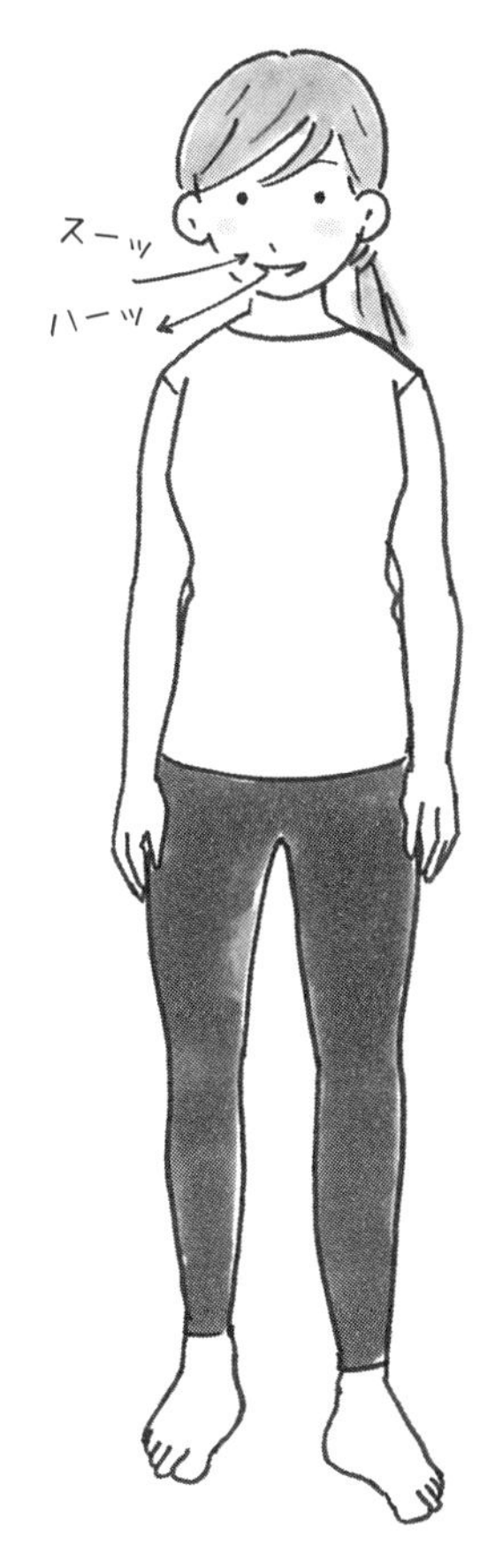

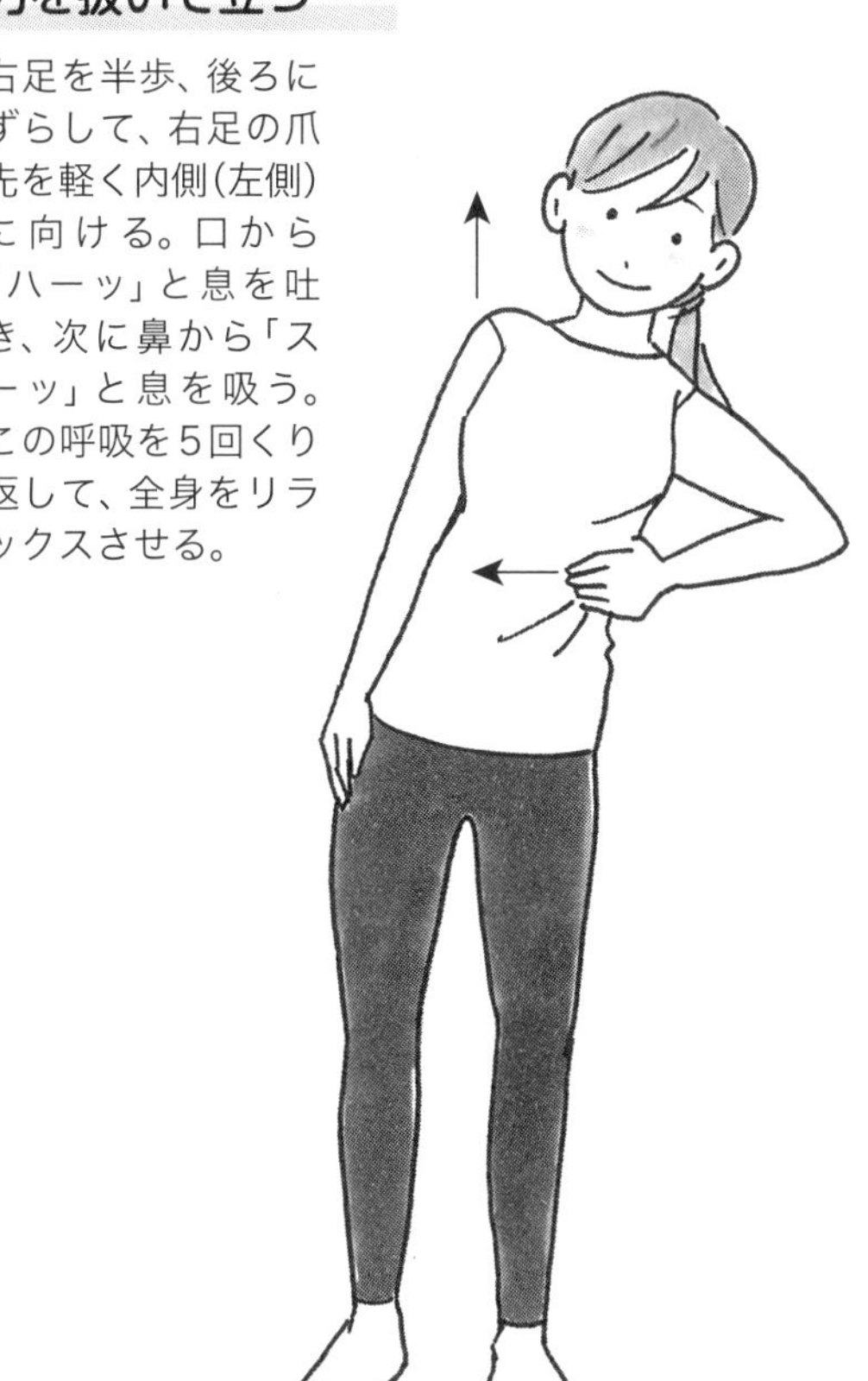

3

反対側もクロールの要領で腕を動かす

反対側の腕も上半身を横に向けながら動かす。**2**と**3**を左右交互に何回かくり返し、ゆったりとしたクロールの動きで筋肉をゆるめる。

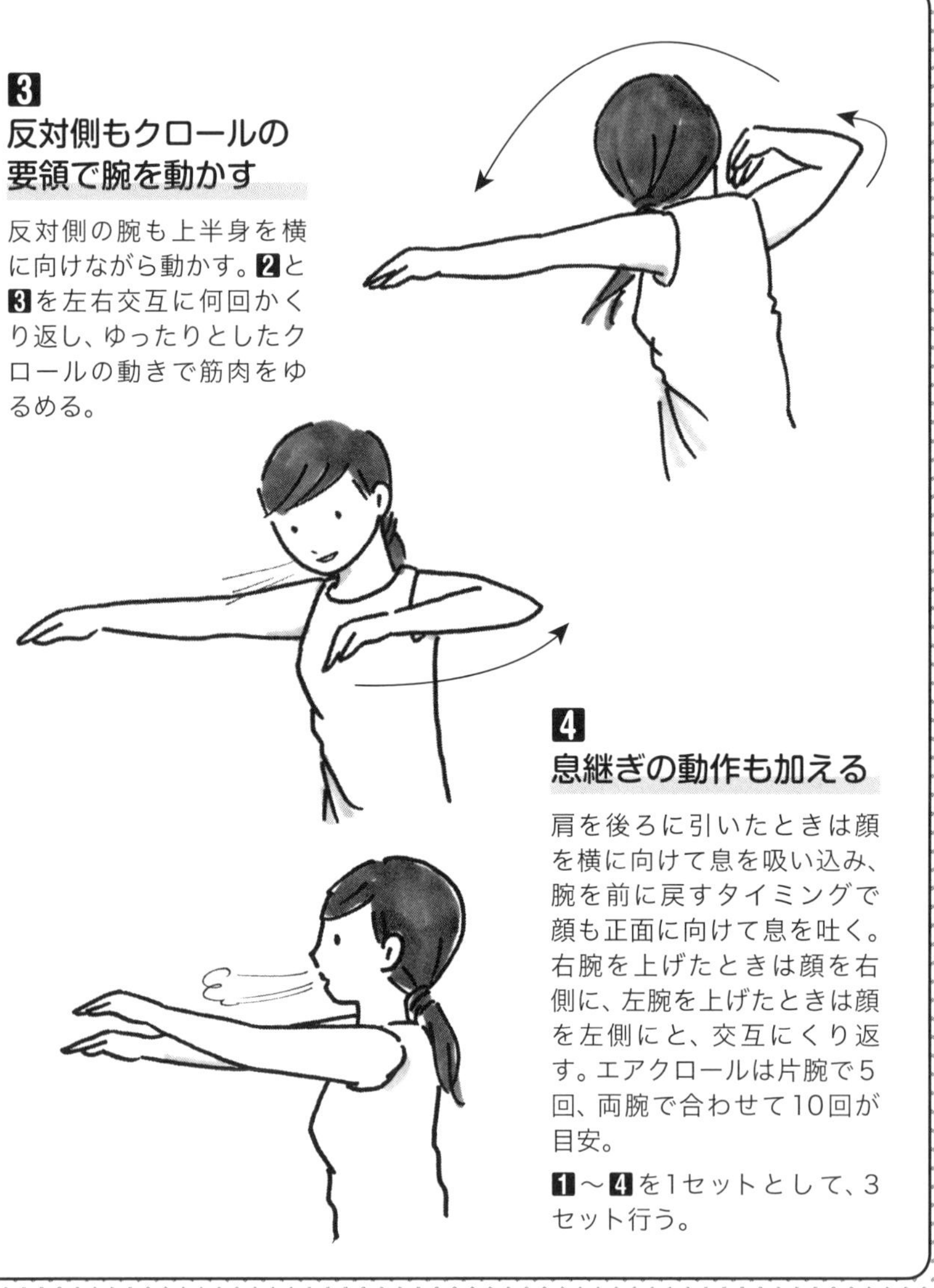

4

息継ぎの動作も加える

肩を後ろに引いたときは顔を横に向けて息を吸い込み、腕を前に戻すタイミングで顔も正面に向けて息を吐く。右腕を上げたときは顔を右側に、左腕を上げたときは顔を左側にと、交互にくり返す。エアクロールは片腕で5回、両腕で合わせて10回が目安。

1～**4**を1セットとして、3セット行う。

スイミングエクサⒶ

エアクロール

1
両足を開き、全身の力を抜いて立つ

両腕を前に伸ばして鎖骨の高さまで腕を上げる。

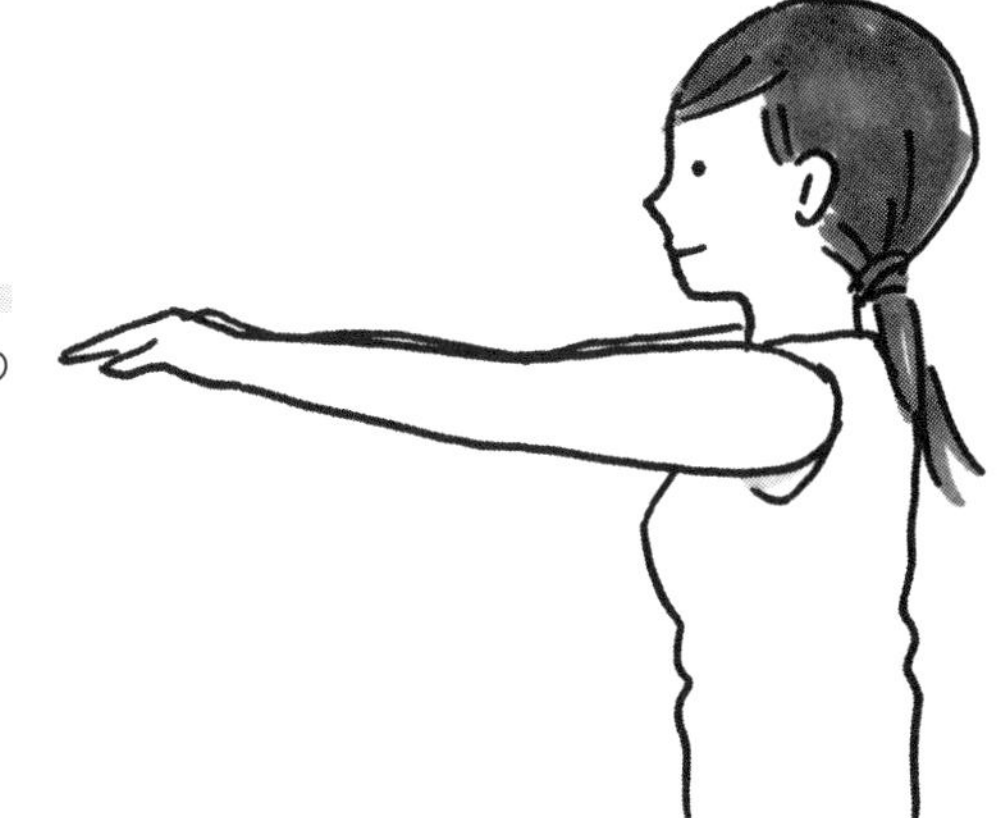

2
クロールの要領で腕を動かす

片方のひじから肩にかけてできるだけ後ろに引き、上半身も横を向くようにする。引いた腕を大きく上げながら前に持ってきて、同時に横に向けた上半身が正面に向くようにして**1**の状態に戻る。

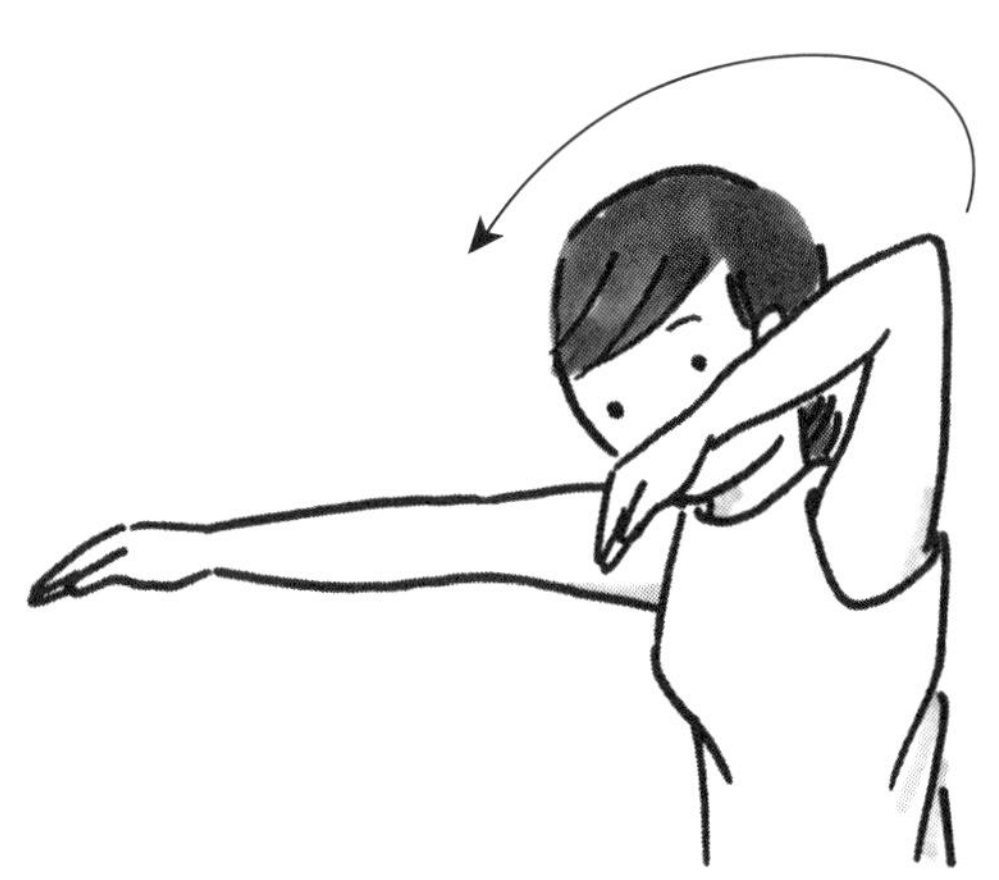

3 反対側も背泳ぎの要領で腕を動かす

反対側の腕も上半身を横に向けながら動かす。2と3を左右交互に何回かくり返し、ゆったりとした背泳ぎの動きで硬くなった筋肉をゆるめる。

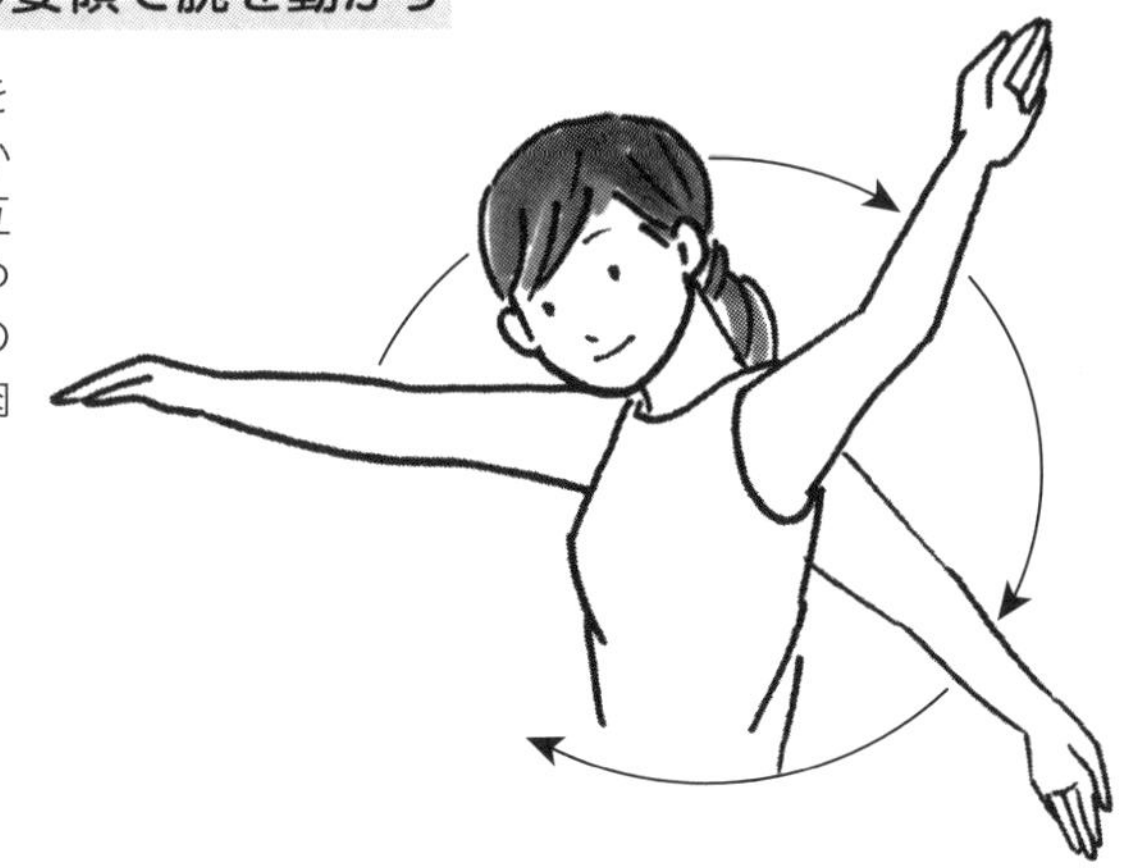

4 息継ぎの動作も加える

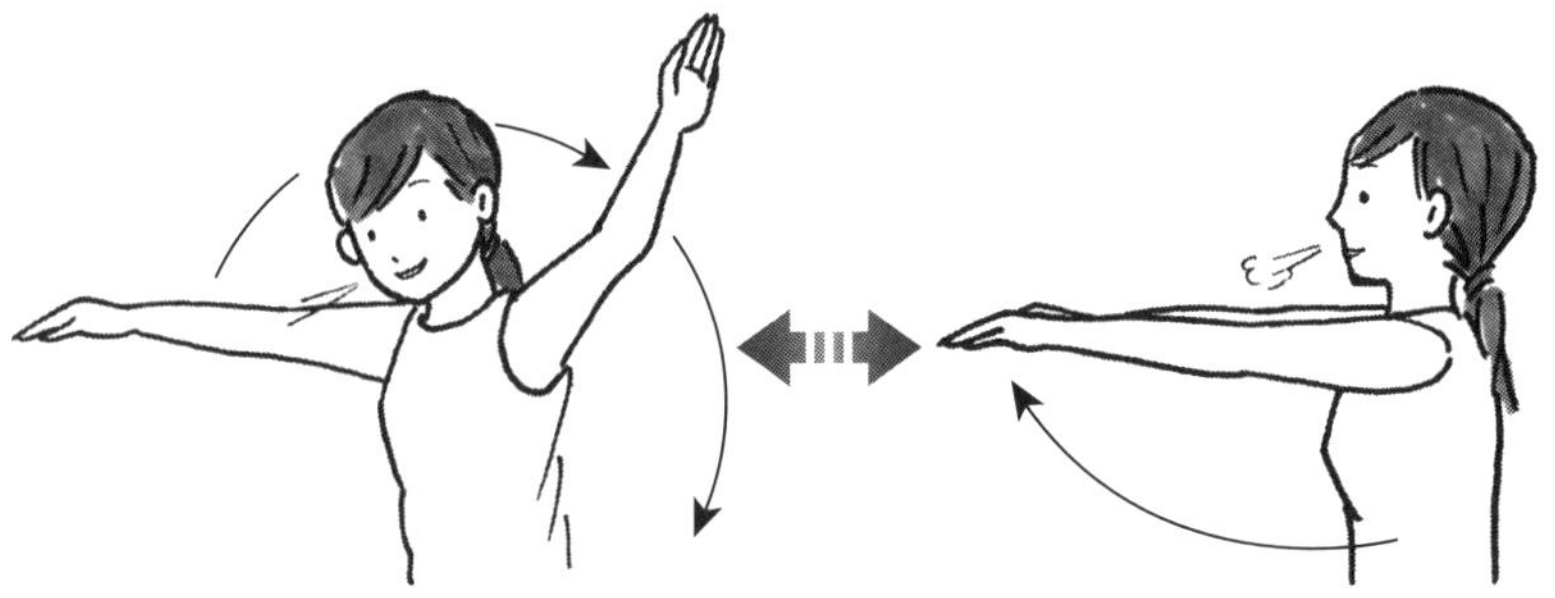

腕を前から後ろへ回したときに、顔は横に向けて息を吸い込み、腕を後ろから前へ回すタイミングで顔を正面に向けて息を吐く。腕を回すときは、肩から胸、首にかけて大きく動かす。エア背泳ぎは片腕で5回、両腕で合わせて10回が目安。

1～4を1セットとして、3セット行う。

スイミングエクサⒷ

エア背泳ぎ

1
両足を開き、全身の力を抜いて立つ

両腕を前に伸ばして鎖骨の高さまで腕を上げる。

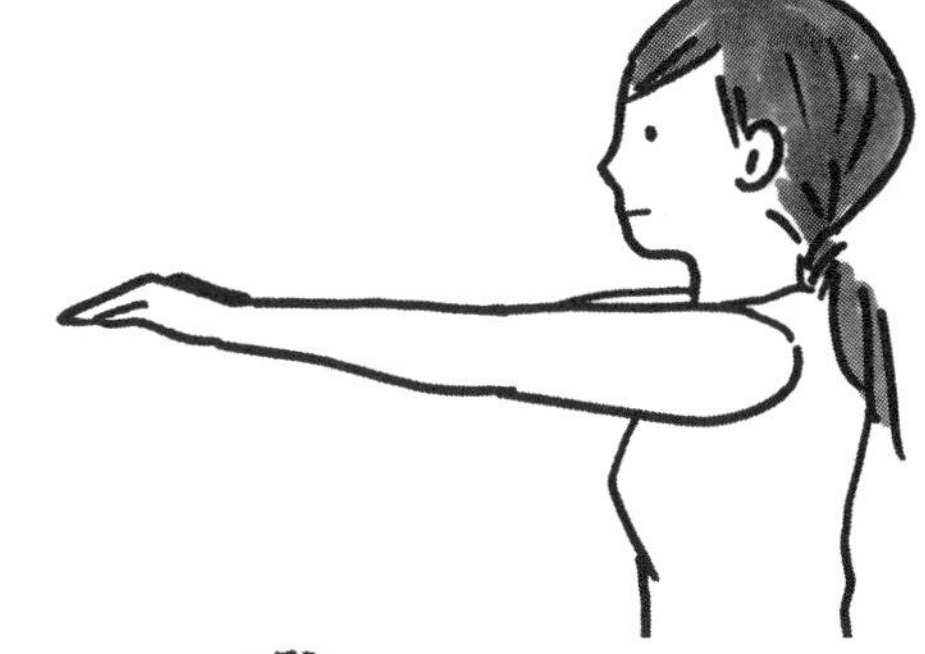

2
肩を大きく後ろに引く

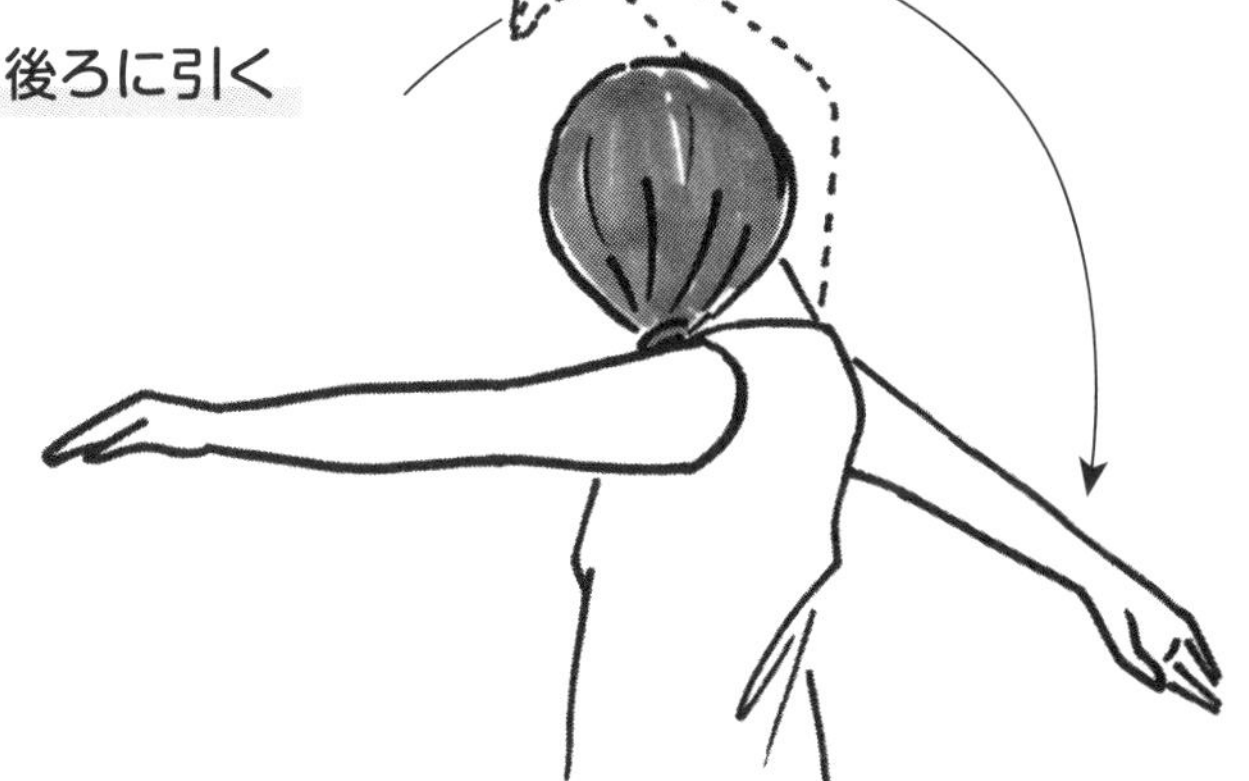

背泳ぎの要領で腕を左右交互に動かす。ひじから肩を大きく後ろに引きながら腕を大きくゆったりと回す。腕を回しながら上半身も横を向き、引いた腕を大きく下に回しながら前に持っていく。同時に、横に向けた上半身を正面に向ける。

3 片足を床から上げて落とす（両足ふみ）

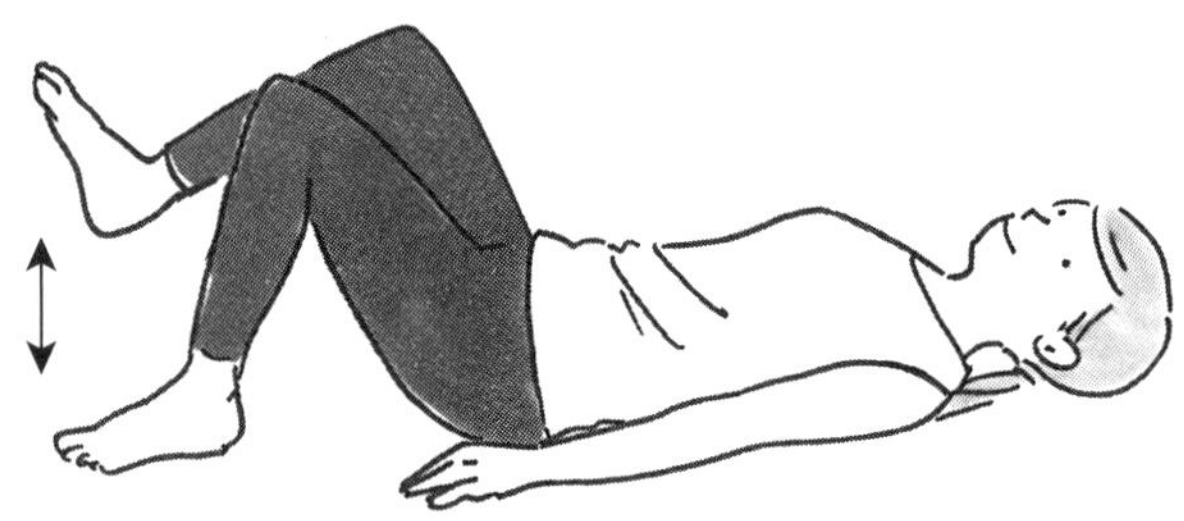

両足のひざを曲げて、片足ずつ床から20㌢ほど上げてから落とす。反対側の足でも同じ要領で行う。足ぶみをするように左右の足で交互に10回くり返す。

1〜3を1セットとして、3セット行う。

両足脱力

1
全身の力を抜いて、あおむけに寝る

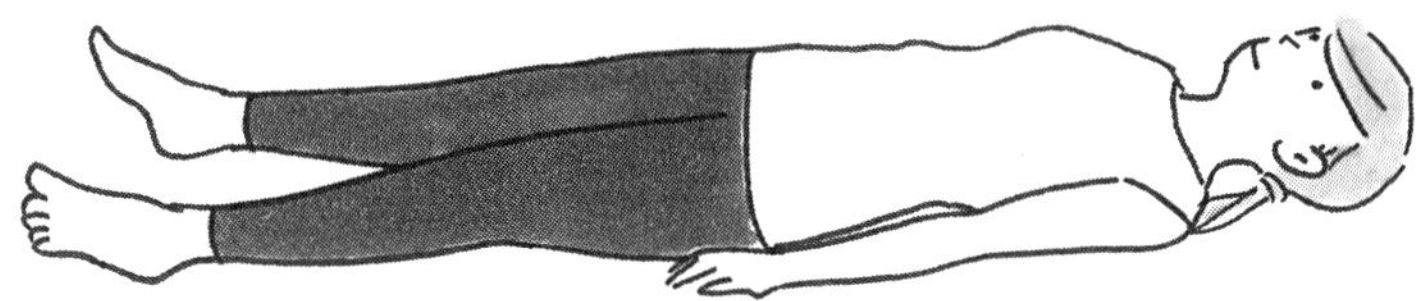

口から「ハーッ」と息を吐き、次に鼻から「スーッ」と息を吸う。この呼吸を3～5回くり返して、全身をリラックスさせる。

2
片足のひざを立てて伸ばす（両ひざ曲げ伸ばし）

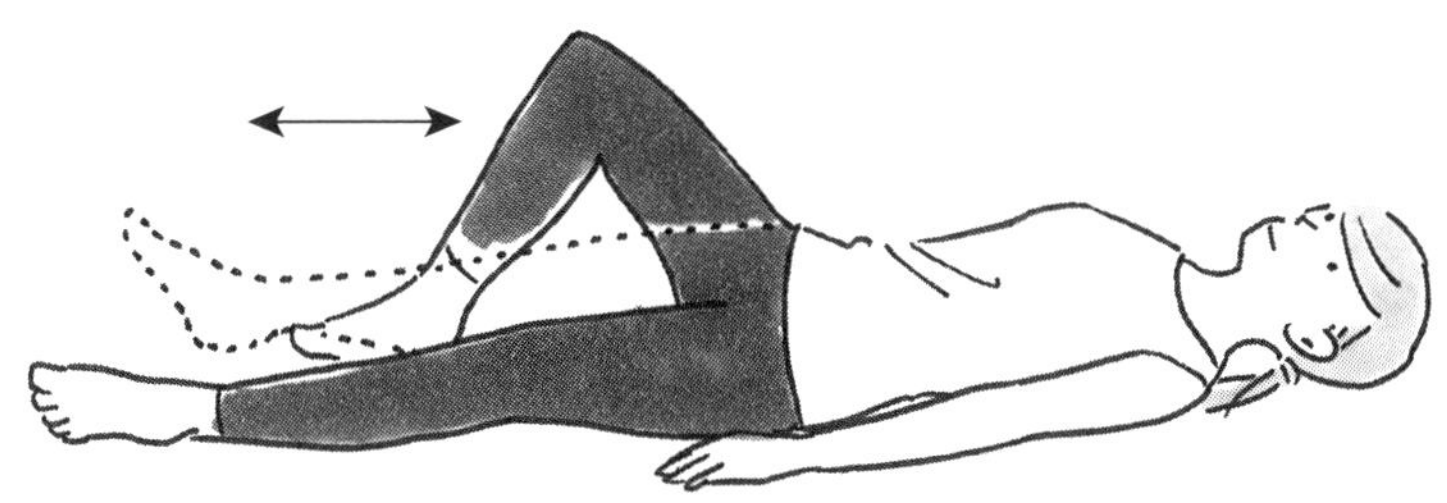

片足のひざをゆっくり曲げながら立てる。ひざをゆっくり伸ばし、パタンと床に落とすようにする。反対側の足でも同じ要領で交互に行う。片足で5回、両足で合わせて10回が目安。

3
両足をゆっくりと伸ばす

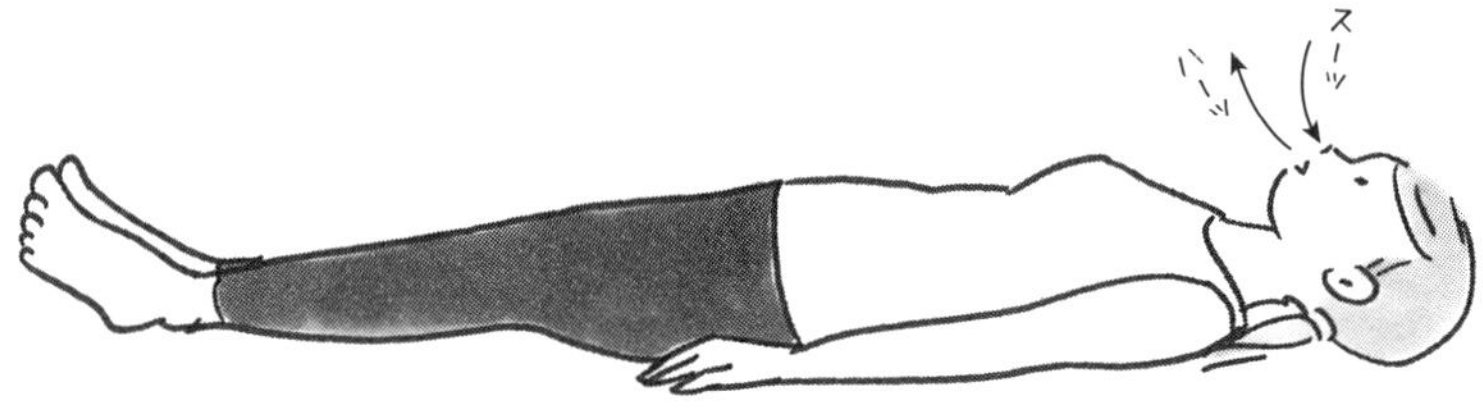

2の状態から両足をゆっくりと伸ばし、**1**の状態に戻る。このまま「ハーッ、スーッ」の呼吸を5回くり返して、全身をリラックスさせる。

4
両ひざを抱えて腰を丸める

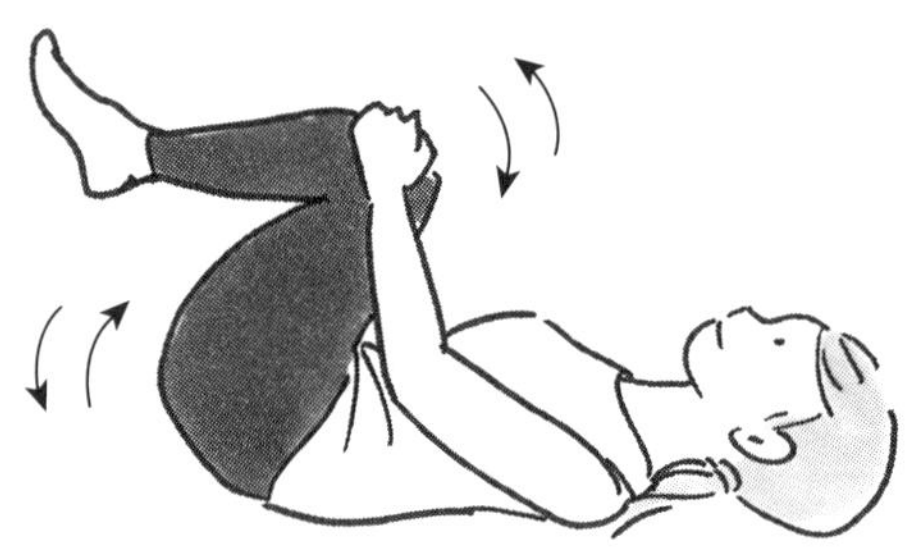

両ひざを抱えて、体育座りをする要領で腰を丸める。腰を中心にして、両ひざを前後に20回ユラユラとゆらす。**1**の状態に戻って、5〜10秒休む。

1〜**4**を1セットとして、3〜5回くり返す。

骨盤ゆらし

1人用

1
あおむけに寝る

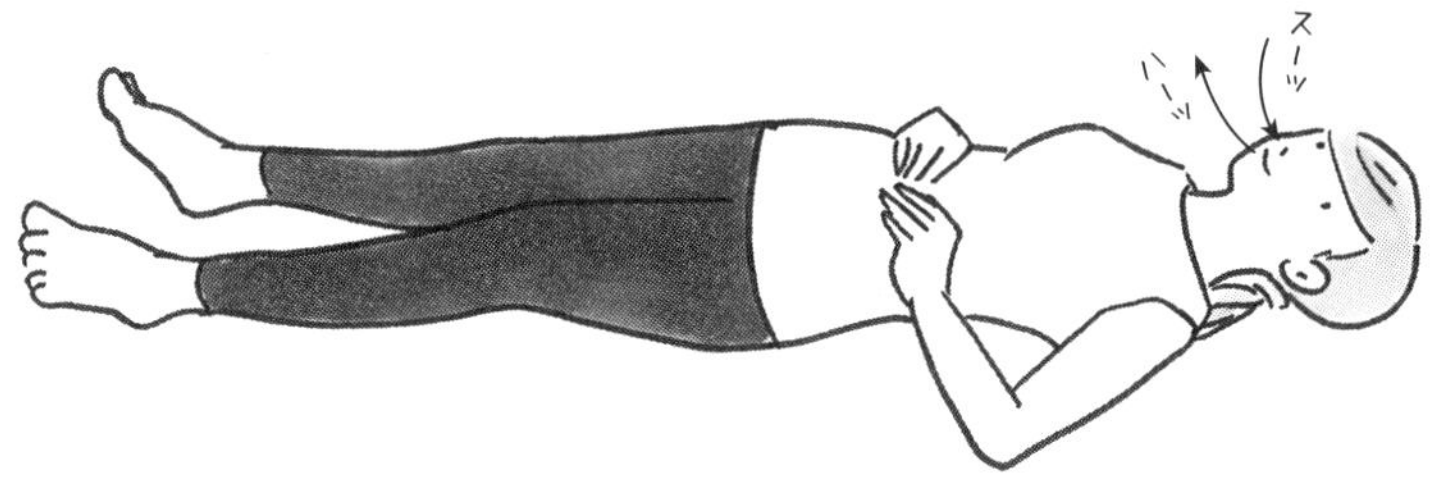

全身の力を抜いて、あおむけに寝る。口から「ハーッ」と息を吐き、次に鼻から「スーッ」と息を吸う。この呼吸を3〜5回くり返して、全身をリラックスさせる。

2
両ひざを立てて左側に倒す

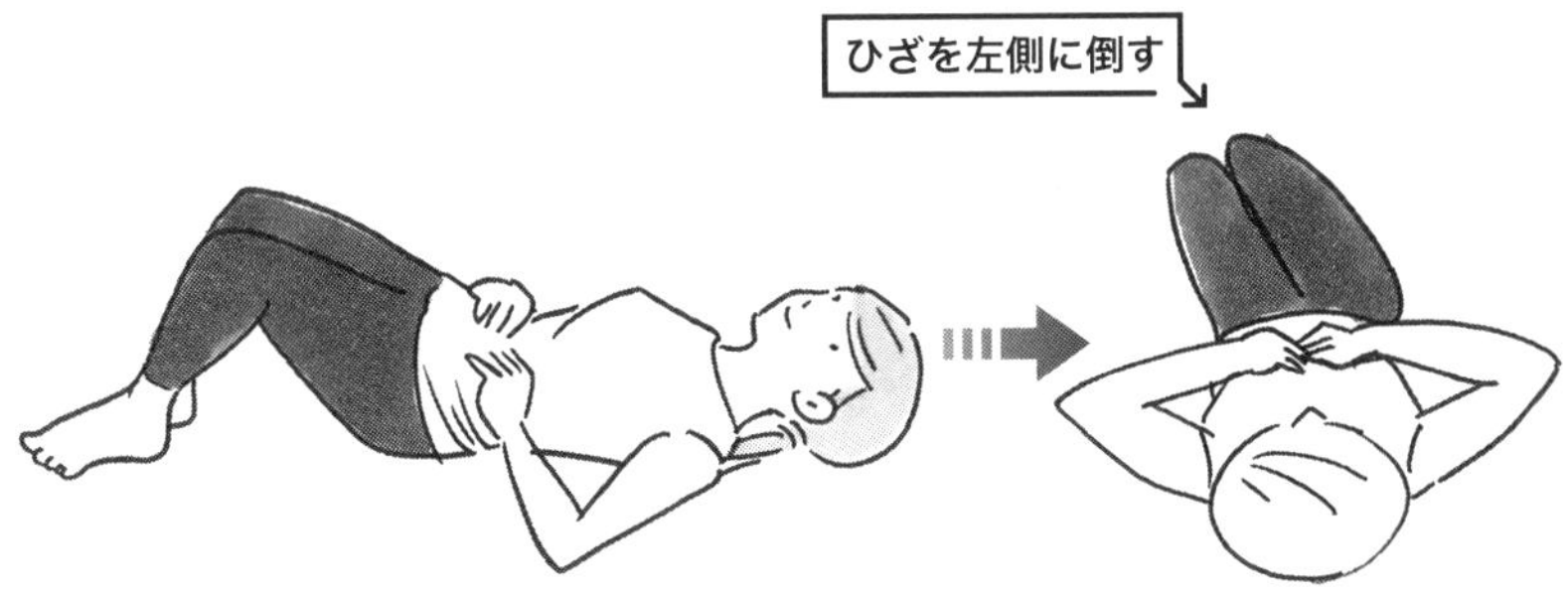

両足のひざをゆっくり曲げながら立てる。ひざが立ったら、上半身は上を向いたまま両ひざを軽く左側に倒す。

3

両腕と両足を伸ばす

お子さんは両腕と両足を伸ばし、1～2回伸びをする。

1～**3**を1セットとして、3～5回くり返す。

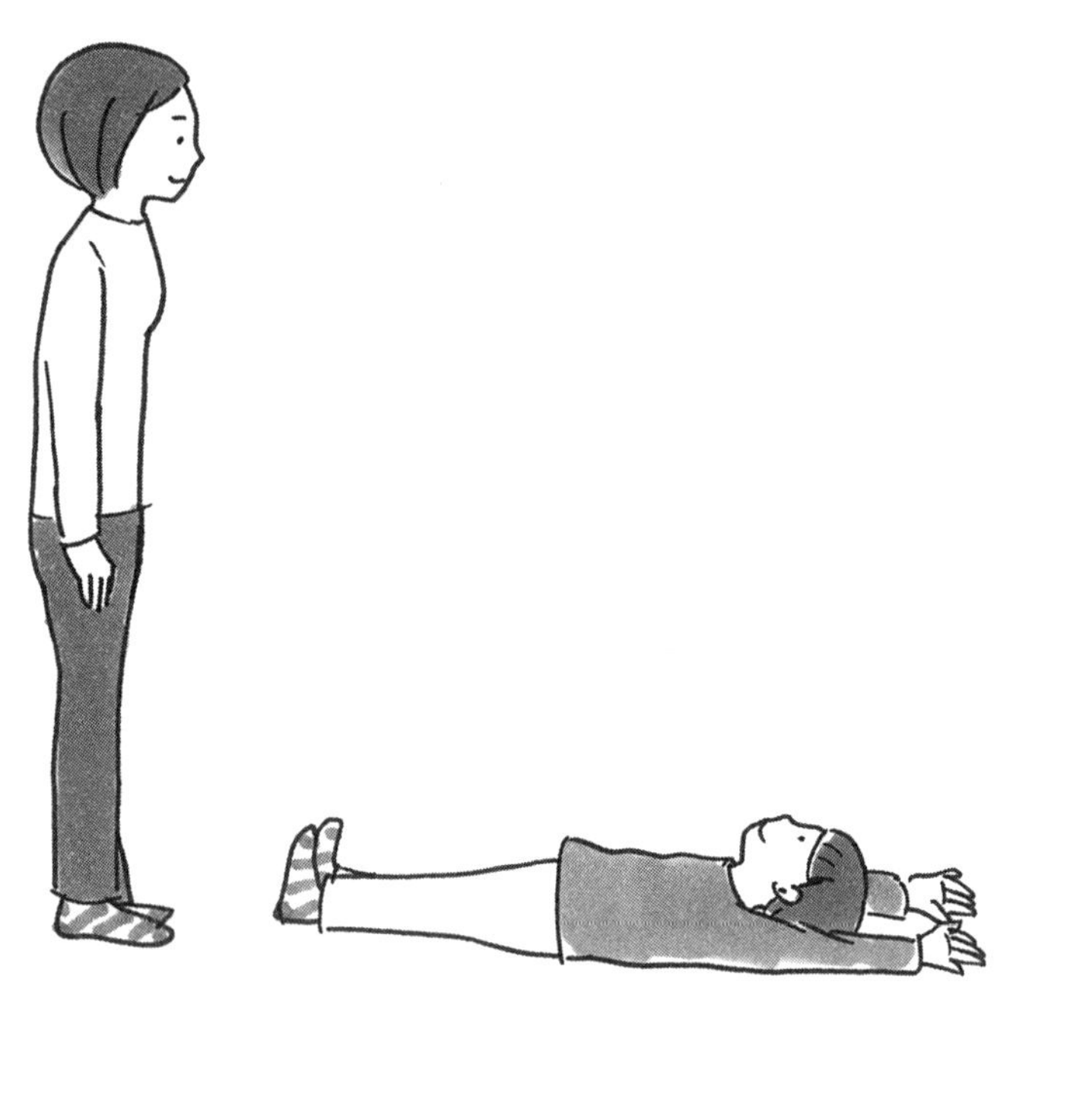

子ども向け骨盤ゆらし

親子で2人用

1

あおむけに寝る

お子さんはあおむけに寝て、両ひざを立てながら全身の力を抜く。

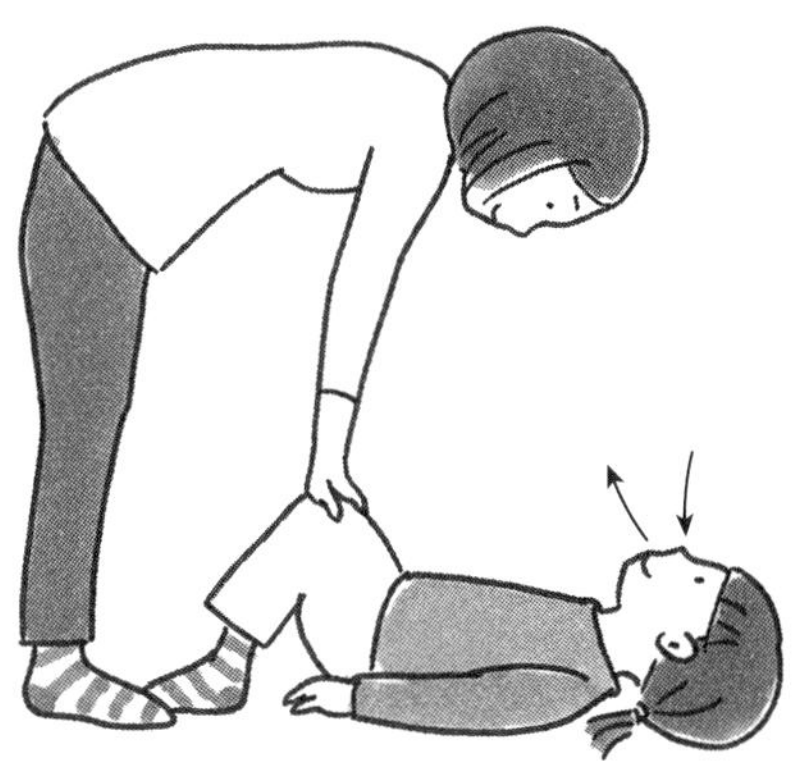

2

両ひざに手を当てて両足を持ち上げる

お子さんの両ひざに手を当てて、太ももが床と垂直になるまで両足を持ち上げる。持ち上げた両足を、お子さんの顔の正面に向けて、腰と足を前後に軽くユラユラとゆらす。20回くり返す。

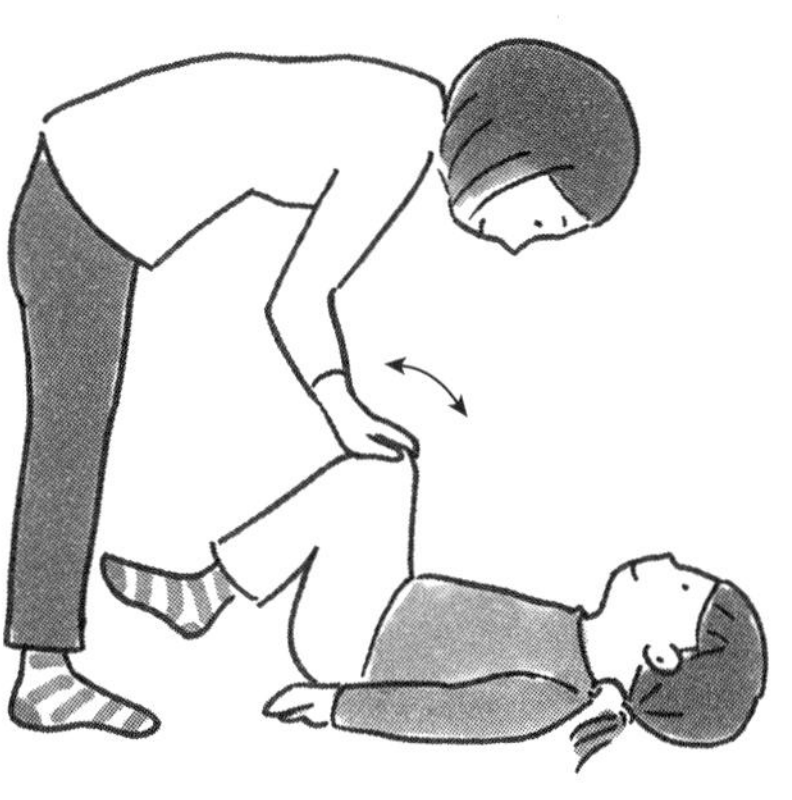

起床時の骨盤ゆらしには、朝のこわばった筋肉をほぐす効果があり、就寝前に行うと1日を過ごしてゆがみの大きくなった体をリセットできます。

お子さんとの体操は、親子のスキンシップとしても最適なので、楽しく声かけなどをしながら毎日続けるようにしてください。

体のゆがみは、筋肉や関節の痛みを引き起こすだけでなく、自然治癒力も低下させ、さまざまな病気や症状を招く根本原因になります。したがって、第4のカギ「体のゆがみの調整」は、アトピー体質の改善に限らず、健康増進につながる、誰もが手に入れるべき必須アイテムといっていいでしょう。

第5のカギ

バランスのいい食事

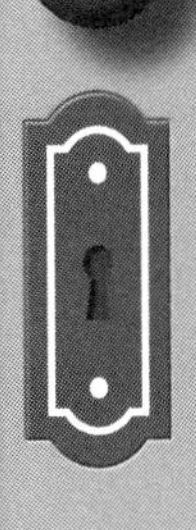

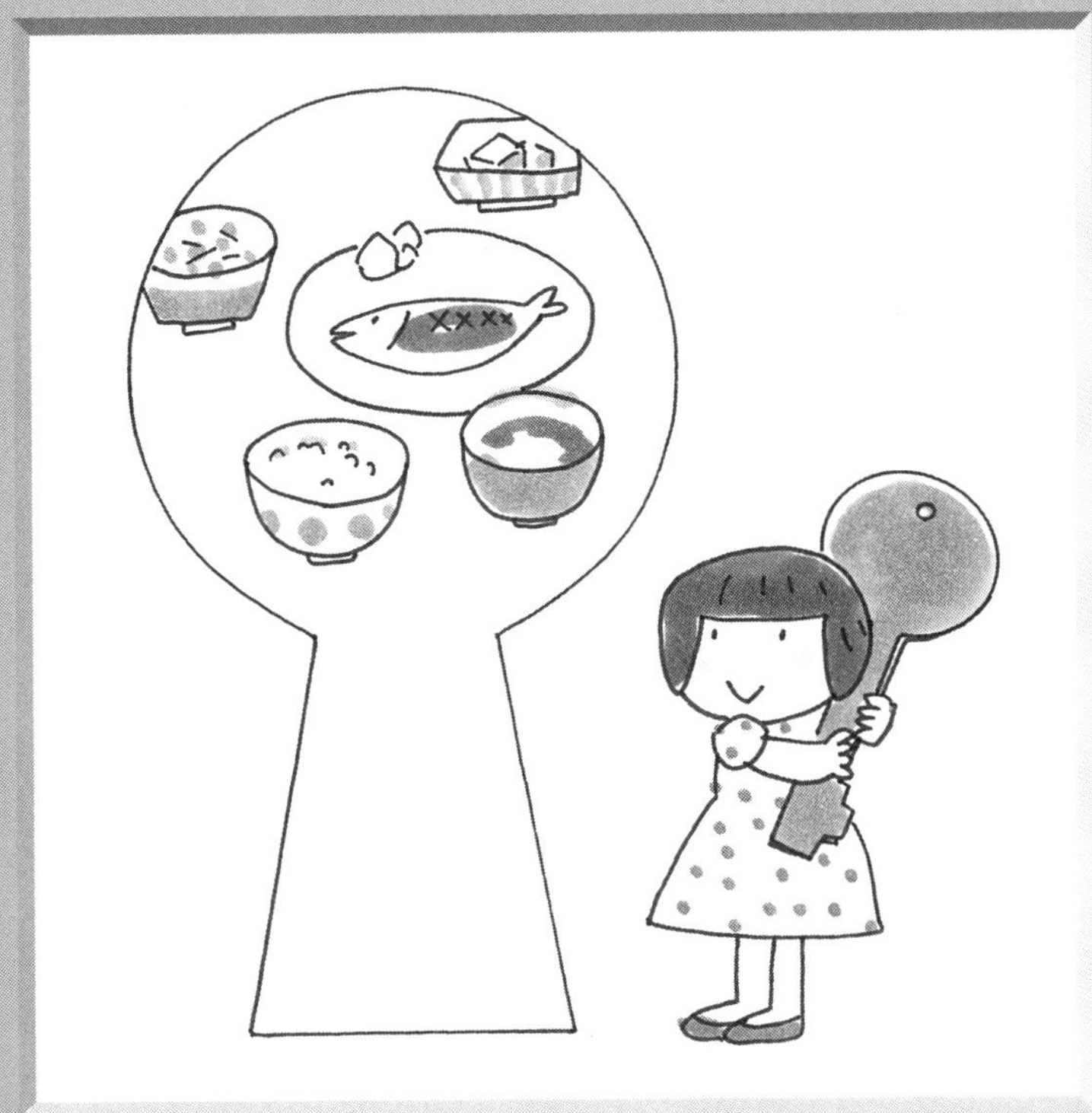

人の体は食べた物から作られている

自然治癒力を回復するうえで見過ごせない生活習慣の1つが、「食事（栄養補給）」です。細胞の新陳代謝（古いものが新しいものと入れ替わること）を活性化させて健康な皮膚を育てるには、細胞の原材料となる栄養素を十分に補給することが欠かせません。「人の体は食べた物から作られている」といわれるように、バランスのいい食事をして栄養素を過不足なくとることは、健康的な体を作る基本といっていいでしょう。

しかし実際は、アトピー性皮膚炎の患者さんにふだんの食生活についてたずねると、肉や揚げ物ばかり食べている人、逆に肉をほとんど食べず野菜ばかりの人、甘い物やお菓子を食事代わりにとっている人など、偏った食生活の人が目立ちます。

最近では、各人の体質や生活習慣をないがしろにしたまま、「この食品をとれば、アトピーは治る！」、反対に「アトピーの人は、この食品をとってはいけない！」

といった情報が氾濫(はんらん)し、患者さんたちも翻弄(ほんろう)されているような気がします。

「アトピーには乳酸菌がいいといわれているので、朝食はいつも発酵食品のヨーグルトです」とか「ゴマのセサミンが肌にいいと健康番組で知ってから、食事やサプリメントでとっています」といったように、ある特定の食品や成分に固執してとりつづける傾向もみられます。

アトピーで悩んでいる人が「これをとればよくなる」と聞けば、それに飛びつきたくなる気持ちもよくわかりますし、「乳酸菌をとって腸内環境を整えることがアレルギー症状を和らげる」とか「セサミンなどのポリフェノール（植物に含まれている苦味や色素の成分）は細胞の炎症を抑える」といった研究報告には一定の信頼性もあるでしょう。

ただ、これさえ摂取していればアトピーが改善するという単体の食品はなく、一方で偏った食品の摂取は、ほかの栄養素が不足してしまうのです。

結論からいうと、**栄養の偏りがないバランスのいい食事が、細胞の求めている最も効果的な食事法**なのです。

5大栄養素をバランスよくとることが最も大切

私たちの体を構成する約60兆個の細胞の主な原材料は、たんぱく質（アミノ酸）と脂肪（脂質）です。脳や臓器、神経や筋肉、皮膚もすべては細胞の集合体です。これらの細胞が働くためのエネルギー源は、炭水化物（糖質）から補っています。そして、たんぱく質を体に吸収されやすいアミノ酸に分解したり、脂質や炭水化物をエネルギー源に変えたりするのが、ビタミンの役割です。

さらに、ビタミンの働きをサポートしているのが、ナトリウム、カリウム、カルシウム、マグネシウム、亜鉛、鉄といったミネラル（無機栄養素）。ミネラルは、神経伝達や水分調整、代謝（体内で行われる化学反応）などにも利用されます。

このように人体に不可欠な栄養素である、**たんぱく質、脂質、炭水化物、ビタミン、ミネラルは5大栄養素**といわれ、それぞれが連動して働きます。つまり、ミネラルがあることでビタミンがしっかりと働き、ビタミンがあることでたんぱく質や脂質が分解・再合成され、炭水化物を燃焼してエネルギーが作られているのです。

逆に、不足している栄養素があると、ほかの栄養素の処理がスムーズにいかず、結果的に体は不調に陥ってしまいます。心身になんらかの不調がある場合、5大栄養素のバランスがくずれている可能性も考えられます。

そのため、健康的で丈夫な体を作るには、特定の食品にアレルギーがある場合を除いて、米やパン、麺類のほか、肉、魚、野菜、豆類、果物、卵、乳製品などをまんべんなく食べることが望ましいのです。

昨今はダイエット目的やベジタリアン（菜食中心の食事）ブームの影響で、炭水化物は食べないとか、肉や乳製品はとらないなどの健康法やダイエットも流行しています。しかし、肉や魚、乳製品などの動物性たんぱく質をはじめ、さまざまな食品をバランスよく食べることのほうが、健康長寿に結びついていることを多くの疫学調査が示しています。

日本人はミネラルの摂取量が不足している

もっとも、現代人の食生活では、5大栄養素の中でミネラル不足がさまざまな研究調査で指摘されています。

私たちの体に必要とされるミネラルは16種類あり、いずれも体内で作り出すことができません。したがって食事から摂取する必要があるものの、通常の食事からは必要量を摂取しにくいという難点があります。

そもそも火山国で雨量も多い日本では、火山灰土からミネラルが流出しやすいため、諸外国に比べて農作物に含まれているミネラルは少なめで、それをエサにしている家畜も同様です。飲料水も欧米では硬水（ミネラル含有量の多い水）の国が多いのに比べて、日本ではほとんどの地域で飲まれる水がミネラルの少ない軟水となっています。

しかも、農作物の食べやすさや甘みを追求した品種改良・土壌改良によって、えぐ味となるカルシウムや苦味となるマグネシウムの少ない野菜が市場に出回るようになりました。

厚生労働省が作成した「日本人の食事摂取基準」では、さまざまな栄養素について1日当たりの推奨量を示していますが、実際の平均摂取量は、ミネラルの中でもカルシウム、マグネシウム、鉄、亜鉛が推奨量に達していません。

これらミネラルの主な働きを紹介すると、カルシウムは骨や歯の材料になったり、神経や筋肉の興奮を抑えたり、筋肉の動きにもかかわっています。

マグネシウムは、骨の形成や酵素（体内の化学反応を助ける物質）の補助、神経伝達、エネルギー産生などに使われます。

鉄は赤血球の材料になり、不足すると貧血や免疫力（病気から体を守るしくみ）の低下、皮膚・粘膜の障害、ホルモンの分泌異常などが起こります。

亜鉛は細胞の新陳代謝や遺伝子の合成、酵素の組成、免疫などに不可欠な栄養素です。

いずれも魚や海藻類、赤身肉やレバー、卵、乳製品、ナッツ類、緑黄色野菜などの食品に比較的多く含まれていますが、日ごろから粗食や偏食をしているようでは、とても必要量を補いきれません。現在、医師や栄養士の間で問題視されている日本人のミネラル不足を解消するためにも、まずはバランスのいい食事を心がけることが必要なのです。

アトピーの人の食生活にみられる問題点

当院では、多くのアトピーの患者さんたちから食事内容も含めて生活習慣のカウンセリングを行ってきました。その中で、患者さんの皮膚の状態と食事内容の関係に、いくつかの特徴的な傾向がみられたのです。

●カルシウムとマグネシウムが不足ぎみ

まず、ステロイド薬を使用している人の場合は、ミネラルの吸収障害が起こりやすく、とくにカルシウムとマグネシウムが不足しがちです。

実際に、リウマチや膠原病の治療でステロイド内服薬を使用している人や、ぜんそくでステロイド吸入薬を常用している人は、「ステロイド性骨粗鬆症」を発症するリスクが高まることも知られています。

ステロイド薬には、骨を作る細胞の働きを弱めて骨をもろくする作用があり、同時に腸や腎臓においてもカルシウムの吸収率を低下させてしまうのです。これらの作用によって、ステロイド薬を長期にわたって使っていると骨の質量ともに低下し、使用量が多い場合は骨折のリスクが高まります。

こうした報告は、1996年にアメリカで行われた調査から始まりました。全米の骨粗鬆症患者（約2000万人）の20％（400万人）はステロイド薬が原因であり、ステロイド薬を長期間服用していた患者さんの25％が骨折していたという報告です。それ以来、同様の調査や研究があいつぎ、日本でも、「ステロイド性骨粗鬆症の管理と治療のガイドライン」が策定されました。現在は、少量のステロイドでも3ヵ月以上使用する場合は、ステロイド性骨粗鬆症に対する対策が必要とされています。

では、アトピー治療に使われるステロイド外用薬についてはどうかというと、研究論文はほとんどないようです。

しかし、当院の患者さんに毛髪ミネラル検査（毛髪を採取して体内のミネラル量を計測する検査）を行ったデータでは、強いランクのステロイド外用薬を長期間塗っている人にカルシウムやマグネシウムの低下傾向がみられました。だとすれば、ステロイド外用薬の場合も体内のカルシウム吸収を低下させる可能性があると考えられるでしょう。

また、体内のマグネシウムが不足すると筋肉や神経の働きが異常をきたし、筋肉が痙攣（けいれん）して足がつりやすい、強い疲労感やだるさを感じる、片頭痛が続く、骨量が低下する、といった症状が現れます。

さらに、カルシウムやマグネシウムが不足すると筋肉が硬くなります。アトピーの患者さんに骨格矯正（きょうせい）などの施術を行っていると、ほとんどの人の筋肉は硬くこわばっており、これにはカルシウムやマグネシウムの不足もかかわっていると推測されます。硬直した筋肉は、その周囲にある血管を圧迫するため、血流の悪化に伴い皮膚細胞の新陳代謝も悪くなってしまうのです。

こうしたミネラル不足が懸念される人は、牛乳やヨーグルト、チーズなどの乳製品、赤身の肉、小魚、豆類などを積極的に摂取したいものです。一方、牛乳アレルギーの人やアトピーの炎症が強い人、これらの食品を控えるように医師から指示されている人などは、品質のよいサプリメント（栄養補助食品）で補給してもいいでしょう。

カルシウムの多い食品

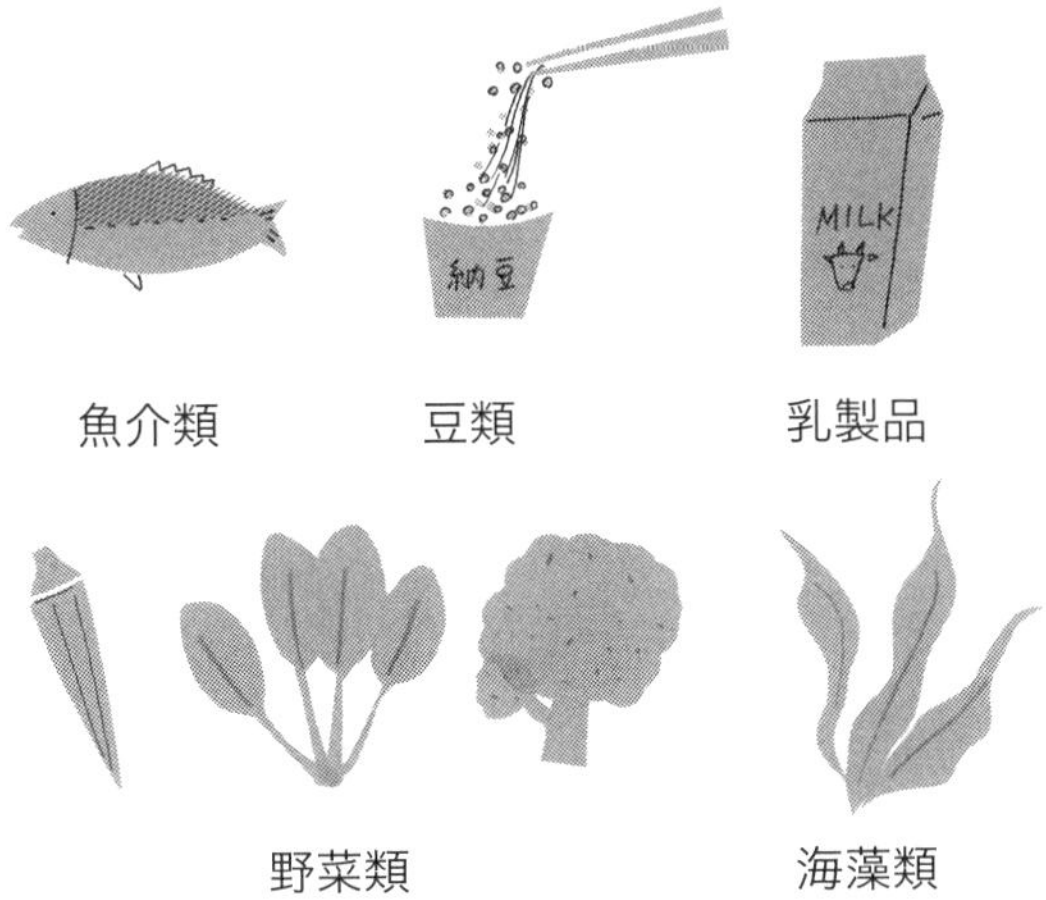

魚介類　豆類　乳製品

野菜類　海藻類

なお、カルシウムの1日の摂取目標は650ミリグラムです。乳製品や魚介類、小魚、海藻類に多く含まれており、牛乳で補うには約600ミリリットルが目安になります。

マグネシウムの1日の摂取目標は、成人男性が340〜370ミリグラム、成人女性が270〜290ミリグラム。魚介類、海藻類、納豆などの豆類から補いやすく、乾燥わかめで約30グラム、納豆で1パック、ホウレンソウで1／2束です。

●ビタミンCも不足しがちな栄養素の1つ

カルシウムやマグネシウムのほかにも、不足しがちな栄養素として、ビタミンCがあげられます。ビタミンCが、別名「美肌ビタミン」といわれているのは、皮膚細胞の新陳代謝に必須のビタミンだからです。

具体的には、皮膚や血管に弾力を与えるコラーゲン（たんぱく質の一種）を合成したり、皮膚細胞を老化させる活性酸素（酸化力の強い酸素）を打ち消したり、シミやソバカスの原因になるメラニン色素の生成を抑えたりするのもビタミンCの役割になります。また、粘膜を強化して病原体や異物の侵入を防ぐ働き、体内でステロイドホルモンの合成を補助する働き、抗ストレスホルモンを分泌する働きなど、あらゆる面で重要な役割を担っているのです。

とくにステロイド外用薬を長期間使っている場合は、体内で自前のステロイドホルモンを合成する能力が低下し、皮膚の炎症が鎮まりにくくなっています。ステロイドホルモンの合成を本来のレベルまで戻すためにも、アトピーの人はビタミンCを含む食品の積極的な摂取がすすめられます。

ビタミンCの摂取目標は、成人が1日当たり100ミリグラム。柑橘（かんきつ）類やイチゴ、カキ、アセロラなどの果実類、ピーマンやブロッコリーなどの緑黄色野菜、ジャガイモなどのイモ類、緑茶に多く含まれています。

ビタミンCは水溶性の性質があり、体内にとどまっている時間は5～6時間ほどです。ビタミンCを含んでいる食品は、一度にたくさん食べたとしても不要なビタミンCは尿から出ていき、体内にとどまっている時間も長くないので、回数を分けて摂取したほうが効率的です。

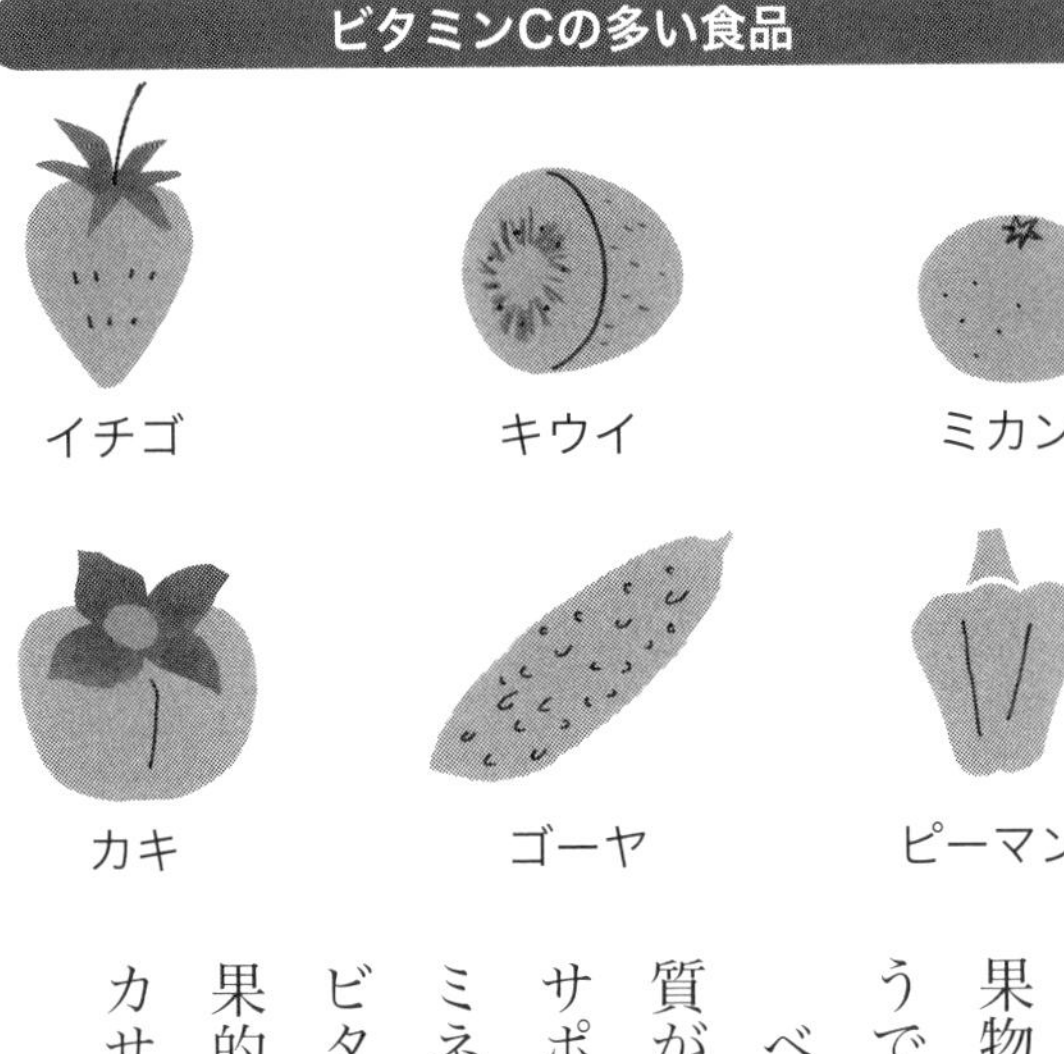

では、肉や魚、乳製品、卵をとらず、野菜や果物ばかり食べているベジタリアンの場合はどうでしょう。

ベジタリアンは、細胞を作るたんぱく質や脂質が不足ぎみなだけでなく、ビタミンの働きをサポートするカルシウムやマグネシウムなどのミネラルも不足しやすいので、せっかくとったビタミンCを体内でうまく活用できません。結果的に皮膚の新陳代謝や皮脂の分泌が低下し、カサついた肌になりやすいのです。

糖質や脂質のとりすぎは炎症を悪化させる

ここまで、さまざまな食品を偏りなく摂取することをすすめてきましたが、逆に偏った栄養摂取が皮膚に炎症を引き起こしたり、悪化させてしまったりすることもあります。

とくに体のエネルギー源になる糖質や脂質をとりすぎると、血糖値や体温が上昇しやすくなります。そこで、皮膚の炎症やかゆみが強い人、リバウンド症状で滲出液がにじんでいるような人の場合、とりすぎに注意したいのは、次の食品です。

糖質を多く含む米やパン、麺類、菓子、甘い清涼飲料水。油脂にまみれた揚げ物、脂身の多い肉類。それにアルコール飲料もカロリーが高く、飲みすぎると体内で中性脂肪を増やします。

体が未成熟な子どもの場合は、体内で糖質や脂質を処理する能力が低いため、先ほど述べたような食品のとりすぎが、かゆみや湿疹を引き起こしやすいと考えられます。お母さんは、お子さんの食生活には十分に注意してください。

最近ではサラダ油の過剰摂取がアトピーに関係しているという報告もあります。サラダ油は、サフラワー油（紅花）、グレープシード油（ブドウ）、大豆油、ヒマワリ油、コーン油（トウモロコシ）、綿実油、キャノーラ油（菜種）などが原料です。これらの油には「リノール酸」といわれるオメガ6系脂肪酸が多く含まれていて、体内に入るとアラキドン酸という炎症を引き起こす物質に変化します。

リノール酸は、体内では作れない必須脂肪酸なので、本来は体に必要なものですが、インスタント食品などの加工食品やファストフード、スナック菓子などにサラダ油が多く使われているため、現代の食生活ではリノール酸を過剰にとりすぎていることが問題視されています。ふだんからコンビニ食や外食をとる機会の多い人は、知らぬまに多量のリノール酸を摂取している疑いがあるので、なるべく減らすように心がけましょう。

一方、油にはいくつかの種類があり、魚の油に含まれている「DHA（ドコサヘキサエン酸）」や「EPA（エイコサペンタエン酸）」、亜麻仁（あまに）油やエゴマ油に含まれる「α（アルファ）-リノレン酸」は、オメガ3系脂肪酸といわれ、リノール酸（オメガ6系脂肪酸）とは逆に、体内組織の炎症を抑える働きがあります。

アトピーが慢性化している人は、こうしたオメガ3系脂肪酸を積極的に摂取する一方でサラダ油などオメガ6系脂肪酸を減らし、糖質や脂質をとりすぎていないか食生活を全体的に見直しましょう。

自分に不足している食品を要チェック

食事はバランスが大切、ということを理解してもらったら、次に自分に不足している食品（栄養）は何かを調べてみましょう。1日に「何を」「どれだけ」食べたらいいかを考えるにあたって、「食事バランスガイド（厚生労働省と農林水産省が作成）」が目安になります。

食事バランスガイドには、「主食」「副菜」「主菜」「牛乳・乳製品」「果物」からなる5グループがあり、それぞれに「5〜7つ」「5〜6つ」と、1日分のSV（料理の量の単位）が記されています。1つ（SV）の目安となる量が決められているので、右の欄に書かれている料理例を参考にしながら1つ（SV）、2つ（SV）

食事バランスガイド

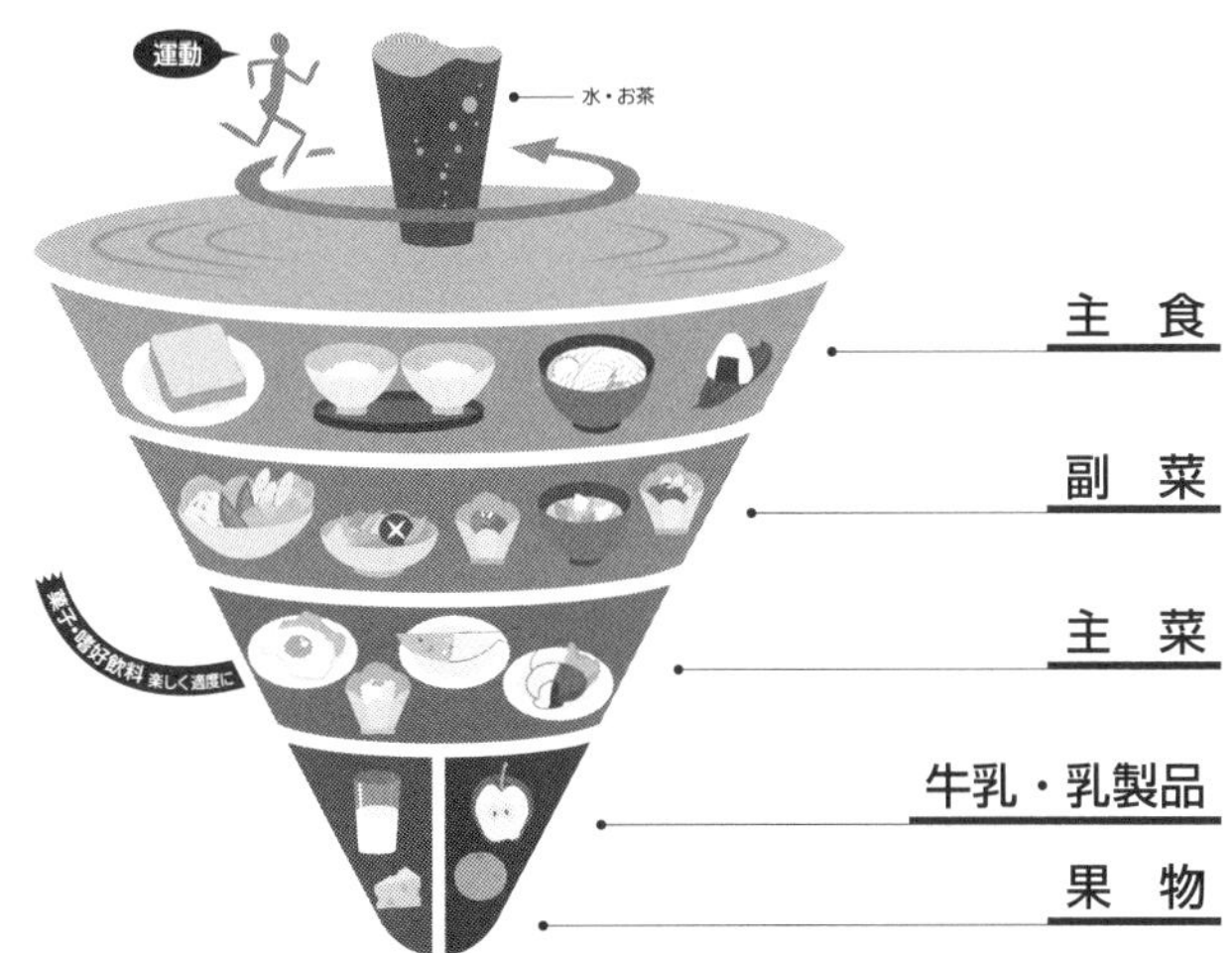

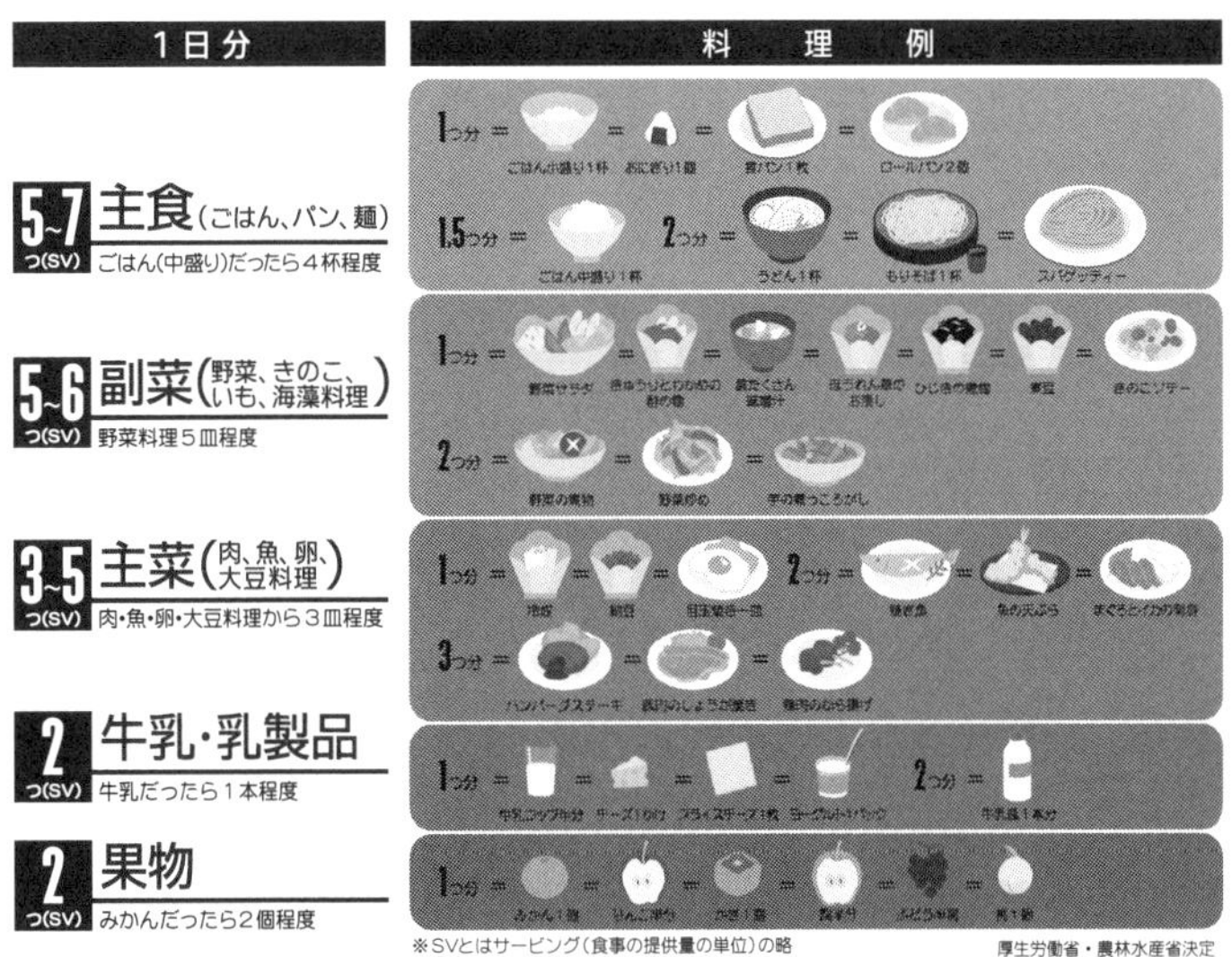

出典：食事バランスガイド（平成17年6月　厚生労働省・農林水産省）より改変

と数えていき、1日分のSVと比べてふだんの食事で過不足している食品を確かめてください。

自分ではバランスよく食べているつもりでも、栄養の面では偏っていたり不足していたりすることがよくあります。また、平日は忙しくて、いろいろな料理を作っている時間がない、食べている暇もないという場合は、ビタミンやミネラルなどのサプリメントを利用するという手もあるので、まずは不足している食品や栄養の補給から始めましょう。

ただし、サプリメントは足りない栄養を補給する脇役であって、それだけに頼ろうとすると、今度は別の栄養不足が生じてきます。基本は1日3食の食事であることを、くれぐれもお忘れなく。

消化がよく、デトックスしやすい和食がおすすめ

食事から取り入れた栄養を腸で効率よく吸収するには、消化のいい調理法について知っておきたいところです。また、過剰な糖質や脂質の吸収を抑えたり、お通じ

をよくして体内毒素をスムーズに排出したり（デトックス）するには、どのような食事様式が適しているのでしょうか。

さまざまな食の形態がある中で、**調理によって消化をよくし、バランスのいい栄養が吸収できる食事様式は何かといえば、それはなんといっても「和食」**です。和食の「蒸す」「煮る」「焼く」「和（あ）える」という調理法は油の使用量が少ないため、余分な脂質の摂取を減らせます。

また、和食の基本は、主食、主菜、副菜（2品）と汁物の一汁三菜です。主食のご飯は、エネルギー源となる炭水化物。肉や魚などの主菜は筋肉や血液の材料になるたんぱく質。お浸し、煮物、和え物、漬け物などの副菜、さらに具だくさんの味噌汁を添えれば、野菜や海藻類からビタミン、ミネラル、食物繊維も補えます。

1食で5大栄養素がバランスよく補える和食は、理想的な食事といっていいでしょう。また、主菜で魚を選べば、ＤＨＡやＥＰＡといったオメガ3系脂肪酸が含まれているため、体内の炎症を抑えたり、コレステロールを下げたりする働きが期待できます。

調味料の味噌やしょう油、酢、みりんなどは、すべて発酵食品です。副菜として添えられる納豆やぬか漬けも同じく発酵食品で、これらに含まれている植物性乳酸菌は、胃酸にも比較的強く、生きたまま腸にたどりつきます。そして、植物性乳酸菌や食物繊維は善玉菌を増やして腸内環境を整え、栄養を消化吸収しやすくするだけでなく、糖質や脂質の過剰な吸収も抑えて便通をよくしてくれるのです。こうした働きは、体内の免疫細胞の60％以上が存在する腸の活性化につながります。

食事のバランスを整えることは簡単なように思えて、実践するとなると意外に難しいものです。だから、手っ取り早く食事の問題を解決できるかのように、「〇〇を食べればアトピーがよくなる！」といった一部の食品を持ち上げる情報が氾濫（はんらん）しているのです。食事に限らず、安易にアトピーの改善をうたっている情報には惑わされないようにしてください。

第5のカギ「バランスのいい食事」は、すぐに手に入りそうで、意外と入手しにくいカギかもしれません。しかし、このカギなしに先へは進めないので、少しずつでも食事内容を変えていくことから始めましょう。

第❻のカギ

睡眠の質の向上

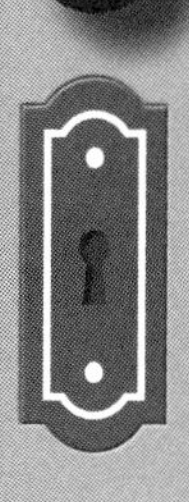

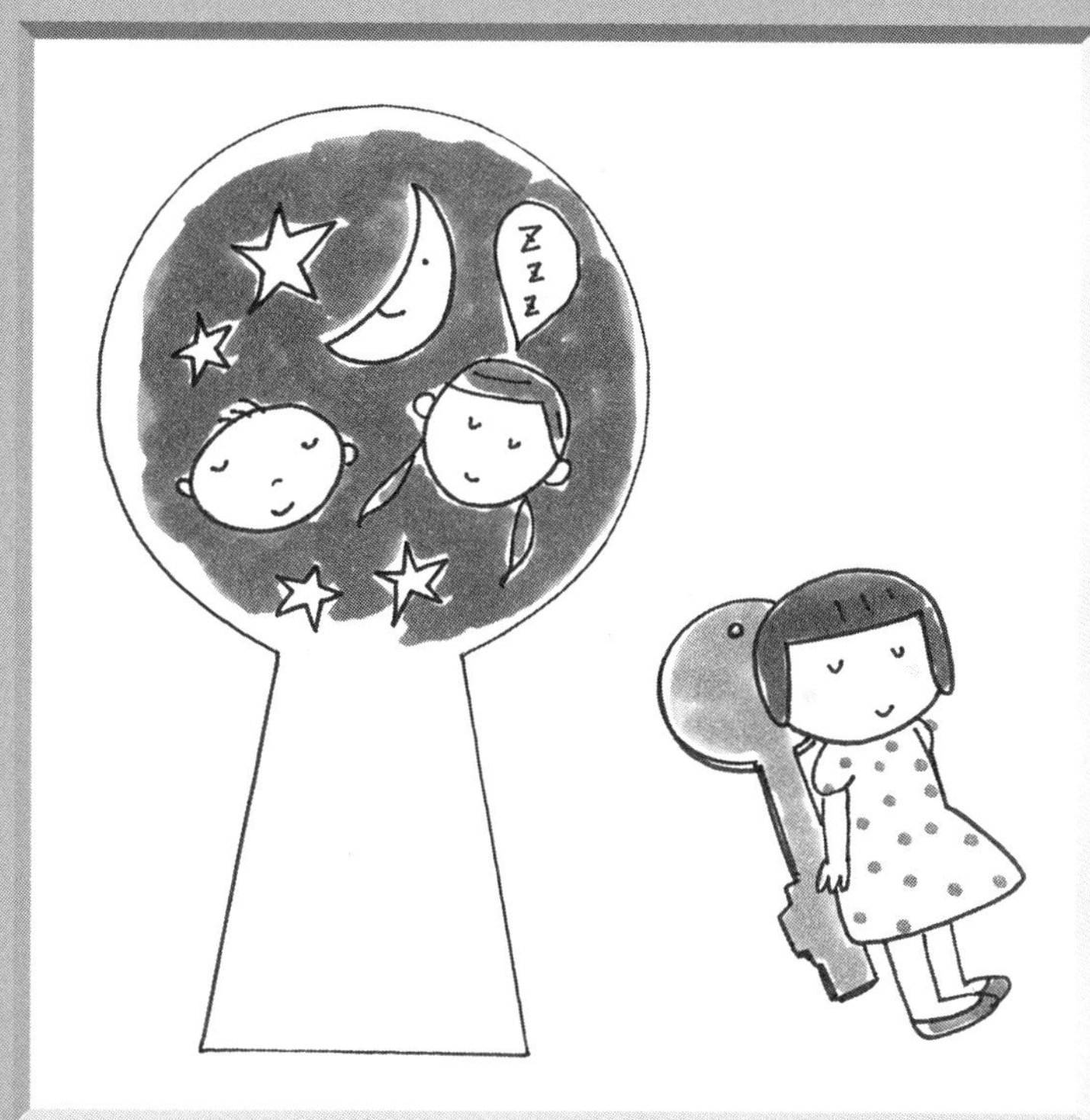

就職後にアトピーが再発した女性の問題点

当院に相談にくる患者さんの中には、5年、あるいは10年以上の期間をまたぎ、成人後にアトピー性皮膚炎を再発させた人が少なくありません。

30代の女性会社員Fさんは、幼少期から続いたアトピーが学生時代にいったんほぼ治りかけたかに思えましたが、就職して7〜8年が過ぎたころから顔や首のごく狭い範囲に湿疹が出始め、皮膚科の治療を続けていたにもかかわらず、数年のうちに湿疹の範囲が一気に広がってしまったのです。

アトピーが小康状態を保っていた20代の間も、ひじの内側やひざ裏にわずかな湿疹が残っていたので、ステロイド薬と保湿薬でコントロールしてきましたが、社会人になって会社の中堅を担うようになってから顔にも赤い湿疹が出るようになり、徐々に体じゅうに広がっていったのです。

当院を訪れたときは、両目から頬、口の周囲にかけて赤みを帯びた湿疹が広がり、強いかゆみも伴っていました。幼少期から就職後までに起こった症状の変化や治療歴、生活状況などを細かく聞いていくと、症状が悪化した背景には、薬を塗りすぎていたこともさることながら、社会人になって経験した業務の重圧と、仕事を自宅まで持ち帰って慢性的な睡眠不足に陥っていたことが主な原因として浮かび上がってきたのです。

この女性の例にあるように、**アトピーの改善を阻む要因として、「よい睡眠」が取れていないということがよくあります**。この問題をクリアすることが、健康肌を取り戻す6つめのカギになります。

どんなに疲れていても、しっかり睡眠をとると、翌日には体力が回復して元気もわいてくるといったことは、みなさんも経験があると思います。これは睡眠によって脳や内臓、筋肉、皮膚などの組織に生じたダメージが修復され、本来の正常な働きができる状態にまで回復したからにほかなりません。睡眠とは、脳や体を修復する大切なメンテナンスの時間なのです。

同様に、アトピーの改善に向けて皮膚の自然治癒（ちゆ）力を発揮しやすくするためにも、日ごろから質のよい睡眠を取っていることが必須条件になります。

睡眠時に最大の自然治癒力が発揮される

以前、流行語に「睡眠負債」というキーワードがありました。これは、誰もが一定の睡眠時間を必要とし、それより睡眠時間が短ければ、不足している分が借金のように積み重なって大きな負債となり、健康被害のリスクを飛躍的に高めてしまう、という米国の学者によって提唱された言葉です。

睡眠負債を抱えると、生活や仕事の質が大きく低下するだけでなく、うつ病やガン、認知症などの病気にかかりやすくなり、寿命を縮めることもわかっています。理想的な睡眠時間については後ほど述べますが、睡眠負債が皮膚の新陳代謝（古いものが新しいものと入れ替わること）を低下させて、アトピーの悪化につながっているケースは、かなり多いのではないかと推測されます。

睡眠が心身を修復するしくみの1つとして、睡眠中に脳の下垂体（かすいたい）という部位から分泌される「成長ホルモン」の働きがあります。成長ホルモンは、文字通り、骨や筋肉を大きく丈夫にする働きがあり、思春期までは睡眠中に大量に分泌されているホルモンです。

しかし、大人になったからといって、分泌が止まるわけではありません。10代後半から分泌量は減っていくものの、代謝（体内で行われる化学反応）を促進したり、細胞を修復したりするために働きます。昔からよくいわれている「寝る子は育つ」「睡眠不足はお肌の大敵」という言葉も、科学的な根拠があるわけです。

皮膚の新陳代謝も、成長ホルモンの分泌が増える睡眠中に活発になります。みなさんも寝ている間に細かい皮がポロポロむけて、朝起きたらシーツや布団にたくさんの粉がついていた経験はないでしょうか。そんなときは、「アトピーが悪化したのでは？」と不安になるかもしれません。

でも心配は無用です。皮がむけて周囲に散らばっていることを落胆する必要はなく、これこそ「皮膚の新陳代謝がしっかりと行われている証拠」と考えてください。すでに説明したように、肌の古い皮がむけなければ、新しい皮膚と入れ替わることはできません。寝ている間に皮がむけたのは、古い角質が落ちていく一方で、新しい皮膚細胞が生まれている途中経過なのです。

では、睡眠の質を上げるには、どうすればいいか解説していきましょう。

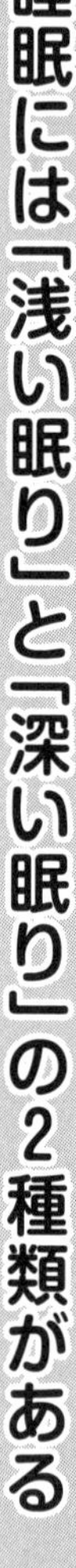

睡眠には「浅い眠り」と「深い眠り」の2種類がある

睡眠中の脳波を調べると、睡眠は「浅い眠り」と「深い眠り」の2タイプの眠りから構成されていることがわかります。

浅い眠りは「レム（ＲＥＭ）睡眠」ともいわれ、眠っていてもまぶたの下の眼球がキョロキョロと動いている状態です。このとき、筋肉の緊張がゆるんで全身の力は抜けていても、脳の一部は働きつづけています。この間に脳の機能回復が行われ、断片化されたさまざまな記憶を整理したり、精神面の疲労を回復させたり、自律神経（意志とは無関係に血管や内臓の働きを支配する神経）の機能調整をしたりしているのです。

夢をみるのも主にこの浅い眠りです。現実とは違う不思議な夢をみることが多いのは、脳がバラバラの記憶を整理しなおしているためで、この作業を通して記憶が脳に定着されます。

一方の深い眠りは「ノンレム（non-REM）睡眠」といわれ、脳は休息して眼球も動きませんが、筋肉の一部は働いています。この間はほとんど夢をみることもなく、体の機能回復に費やされます。

このように、浅い眠りと深い眠りをくり返しているのが睡眠なのです。浅い眠りと深い眠りは、一定の周期＝約90分単位で交互にくり返されますが、最初の3時間（2周期くらいまで）のうちに起こる最も深い眠り（ノンレム睡眠）の間に、細胞を修復する成長ホルモンが大量に分泌されます。この最も深い眠りによって体の機能回復が集中的に行われ、新陳代謝も活発になるのです。

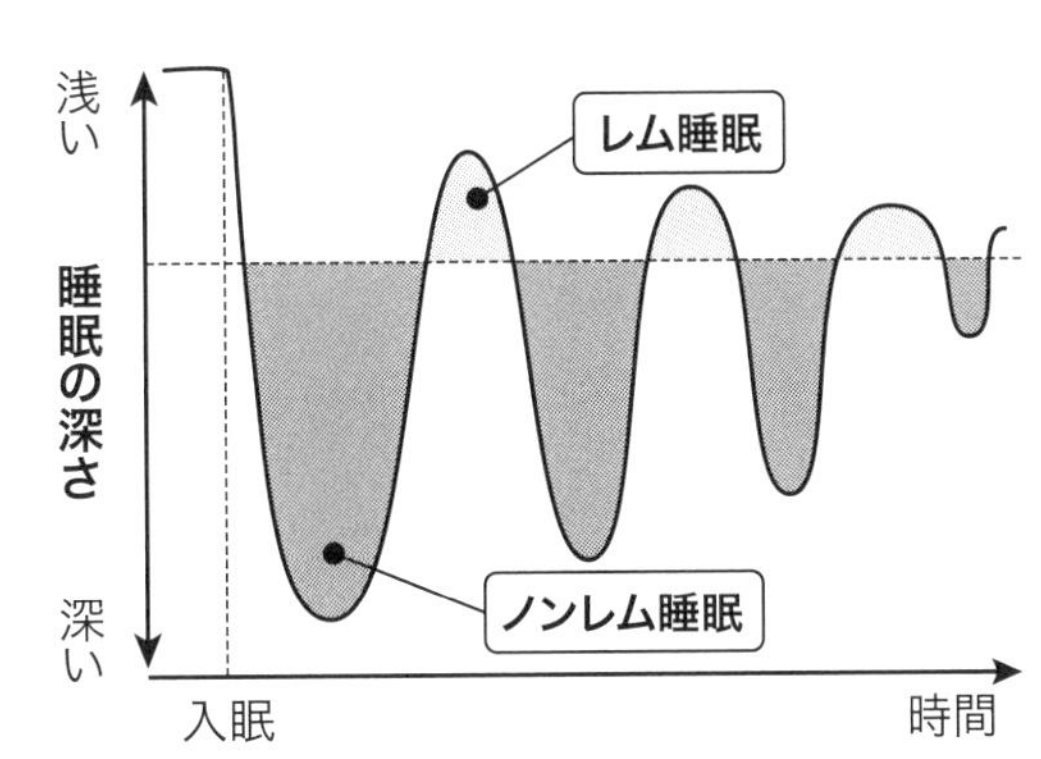

最低でも6時間、できれば7時間半が理想

181ページのグラフをみてもわかるように、一晩の睡眠では、睡眠に入る前半は深い眠り、後半になると浅い眠りの割合が多くなり、徐々に眠りが浅くなることで脳と体は目覚める準備を始めます。明け方になるほど夢をみやすくなるのは、浅い眠りの割合が増えるためです。

このような睡眠の周期（90分）を一晩に何回くり返すかによって、脳と体の機能回復の度合いが違ってきます。

「3時間（2周期）も寝れば十分」と豪語する人もいますが、一般的にこの睡眠時間では脳と体の機能回復には不十分。こうした睡眠習慣を続けると、脳や自律神経の働きは低下し、内臓や皮膚、骨、筋肉などの修復も不完全なままです。

実は、ショートスリーパー（短時間睡眠者）を自認している人の中にも、長年の睡眠不足によって急に体調をくずしたり、うつ病やガン、認知症などの大病を招い

たりしている人が多いことは覚えておいたほうがいいでしょう。

では、どれくらいの睡眠時間を取れば、脳や体の機能は修復できるのでしょうか？

国内外の研究によると、一晩に4周期の睡眠が必要だとしています。つまり、**90分（1周期）×4回＝360分（6時間）**です。1周期の時間にも個人差はありますが、それを平均しても約6時間の睡眠が必要です。

ただし、6時間睡眠は一般的な日常生活を送っている成人が、心身の機能を現状維持するのに必要な「最低限の平均睡眠時間」です。つまり、睡眠時間が6時間を下回ってくると脳や内臓、筋肉などのパフォーマンスは低下し、さまざまな不調が起こりやすくなります。

逆に、心身の機能を高めたり、健康を回復したりするには、6時間睡眠では足りません。アトピーの改善を期待する場合も同じことがいえるので、さらに、プラス1周期（プラス90分）の睡眠を加えて、計7時間半が必要だといえます。最初に「睡眠負債」について紹介しましたが、睡眠負債をためない睡眠も7〜8時間とされているので、**アトピーで悩んでいる人は、7時間半から8時間の睡眠を確保してください。**

また、こうした睡眠周期にしたがって、最後に一番眠りの浅いレム睡眠の段階で起床できれば、スッキリとした目覚めが得られます。睡眠の1周期は90分ですから、一番浅いレム睡眠の段階になるのは、3時間、4時間半、6時間、7時間半というタイミングです。

最低でも6時間、理想は7時間半の睡眠を確保したいところですが、もし、中途半端な6時間半で起きてしまった場合はどうなるでしょう？　通常、6時間半は再び眠りが深くなるタイミングです。ここで目覚まし時計を使って無理に目を覚ますと、体がだるい、頭がスッキリしないなど、寝足りない感覚のまま起床することになります。

そこで、いつも目覚めがよくないという人は、睡眠周期のタイミングに合わせて目覚まし時計をセットしてみましょう。目覚めのいい朝が迎えられて、睡眠の質もグーンとよくなります。

ぐっすり眠るための睡眠環境と就寝前の準備

このように質のよい睡眠を取っていると、成長ホルモンの分泌によって皮膚細胞の新陳代謝が促され、アトピーの改善を力強く後押ししてくれます。

しかし、当院の患者さんの中にも「睡眠不足を解消したいけど、なかなか寝つけません」「ようやく寝入っても数時間で目が覚めてしまう」といった不眠の悩みを訴える人がいます。そのような人は、次のポイントを改善していきましょう。

寝具

シーツや布団などの寝具には、寝ているうちに落ちた古い皮がたくさんついて、寝汗や皮脂もたっぷり吸い込んでいます。こうした寝具は、ダニやカビ、雑菌の温床になり、かゆみを増幅させたり皮膚の炎症を悪化させたりする原因になります。シーツはこまめに交換し、布団は日に当てたり、乾燥機にかけたりして清潔に使うように心がけましょう。

また、自分に合った枕選びも大切です。硬さ、高さ、形状が合わない枕は、首や肩のこり、いびきや浅い呼吸の原因になります。とくに、顔や首に湿疹などの症状が出ている人は、寝心地とともに枕の素材も慎重に選んでください。

肌着や寝巻

肌着や寝巻は、肌触りと通気性を考えて選ぶのがポイントです。素材は、綿や竹布（竹繊維）、シルクなど肌触りのいい天然素材がおすすめです。ポリエステルなどの化学繊維は通気性が悪く、静電気も起こしやすいので、寝ている間に皮膚を刺激します。

また、むけた皮や汗の汚れで不潔になったパジャマを1週間以上も着つづけている人がいますが、これも肌触りを悪くし、ダニやカビを発生させてかゆみの原因になるので、こまめな着替えを心がけたいものです。

朝の日光浴・散歩

睡眠と覚醒（かくせい）を調整している体内時計は、脳の視交叉上核（しこうさじょうかく）という部位でコントロールされています。視交叉上核では目から入った光の量を感知し、強い光を浴びることで体内時計がリセットされ、そこから14〜15時間後に「メラトニン」という睡眠ホルモンの分泌が始まるのです。

たとえば、朝7時に起床して朝日を浴びると、21〜22時ごろに眠けをもよおすというしくみになります。そのため、朝は窓辺や屋外で太陽光を10〜30分ほど浴び、日中も屋外で散歩などの軽い運動をしておくと、夜にはメラトニンの分泌量が増えて入眠しやすくなるでしょう。

夜のスマホとPC操作

夜間に強い光が目に入ると、脳の視交叉上核を刺激し、睡眠ホルモンであるメラトニンの分泌が抑えられます。近年、とくにスマートフォンやPCの液晶画面から発せられる青い光（ブルーライト）が、メラトニンの分泌を抑えて睡眠を妨げることが指摘されています。就寝の30分〜1時間前にはスマートフォンやPC、それに比較的強い光を発するテレビも消し、部屋の電気もできるだけ薄暗くするのが寝つきをよくする秘訣です。

食事

夕食から就寝まで3時間以上あけていないと、就寝中の血糖値が高いままとなり、夜中にかゆみが出やすくなります。夜遅い食事はなるべく避けるべきです。就寝前のアルコールやコーヒーも厳禁です。アルコールは、眠りに入りやすくする反面、中途覚醒しやすくなるほか、糖質の多い日本酒やビールは血糖値を上げてかゆみが出る原因になります。また、カフェインを含むコーヒーや緑茶も脳を覚醒させる作用があるので、寝る前は避けてください。

ぬるま湯入浴

シャワーやお風呂の湯温が高いと、体温を上げてかゆみが出やすくなるだけでなく、交感神経（体を緊張させる自律神経）を刺激し、寝つきが悪くなります。

そこで、副交感神経（体をリラックスさせる自律神経）の働きを高めて眠けを誘うには、38～40度Cのぬるま湯に10分ほど入浴するのが効果的です。就寝する1～2時間前にぬるま湯入浴をすませておくと、体温がゆっくりと下がってきて体もリラックスし、最も入眠しやすい状態になります。

軽めの体操

140㌻で紹介した「ゆがみ改善エクササイズ」は、深呼吸をくり返したり、体を脱力させたりすることで副交感神経の働きを優位にします。また、緊張した筋肉も心地よくゆるむので、そのまま安眠へとつながります。とくに、筋肉や関節がほぐれているお風呂上がりにゆがみ改善エクササイズを行うと、骨格を矯正（きょうせい）する効果も大きくなるので一石二鳥ですね。

余計なことは考えない

就寝前に悩みごとを思い出したり、難しいことを考えたり、仕事の段取りをしたりするのは精神的なストレスのもと。寝つきが悪くなり、眠りも浅くなってしまいます。途中で目が覚めると成長ホルモンの分泌が止まり、脳や体のメンテナンスにも支障が出てくるので、就寝前には余計なことを考えないようにしましょう。

不安や心配ごとがつい思い浮かんでしまう人は、ゆがみ改善エクササイズの「両足脱力（148ページ参照）」や「骨盤ゆらし（150ページ参照）」を行うと、呼吸が整って気持ちも安定しやすくなりますよ。

就寝中の皮むけやかゆみ対策

第3のカギの「石けん2度洗い（106ページ参照）」や「手足のマッサージ（114ページ参照）」も皮膚を清潔にしたり、神経過敏を鎮めたりしてくれるので、かゆみの軽減に一役買ってくれるはずです。そして、翌朝の起床時に皮がたくさんむけていたら、新しい皮膚細胞に生まれ変わったことを明るい気持ちで受け止めて、シャワーでサッと洗い流しましょう。

慢性的な不眠や寝不足に陥っているアトピーの人は、第6のカギ「睡眠の質の向上」が最重要の課題になります。睡眠は、成長ホルモンを分泌させて健康的な皮膚を芽吹かせる土壌になるので、先ほど紹介した睡眠環境と就寝前の準備の中から、すぐに取り組めるものを1つずつ実践していきましょう。

第⑦のカギ

ストレスの軽減

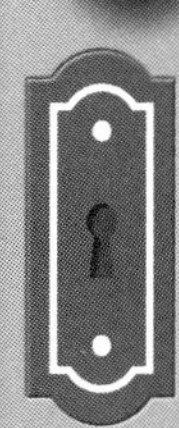

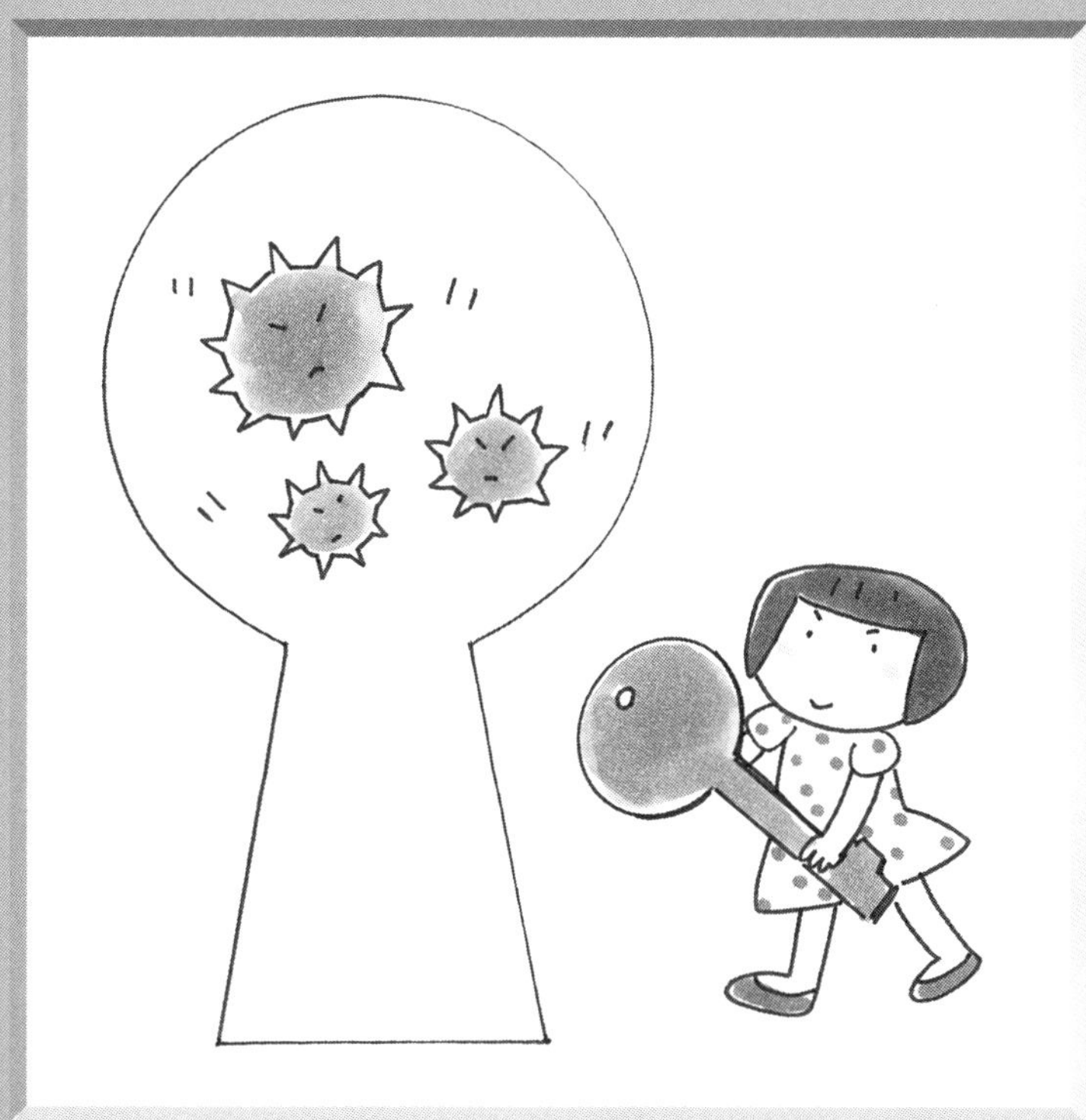

心の状態が身体機能に影響する

最後の7つめのカギは、ストレスを軽減する取り組みです。心の状態は、身体機能にも大きな影響を及ぼします。たとえば、

◉苦手なジェットコースターに乗って緊張しすぎて肩や首がこった
◉会議や試験の前になるとお腹が痛くなる
◉苦手な人の前ではスムーズに話ができず、いやな汗が出る
◉親の介護疲れで食欲が落ち、体重も10キロ以上やせた

このようなことは、みなさんも実際に経験したことがあるでしょう。ふつうの社会生活を送っていれば、誰でも会社や学校、家庭などで多かれ少かれストレスを感じることはありますよね。

ただし、悩みや不安が長期間にわたって強いレベルでかかりつづけると、血流の悪化、ホルモン分泌や免疫（病気から体を守るしくみ）の乱れ、細胞の新陳代謝（古いものと新しいものの入れ替わり）の低下などを引き起こし、さまざまな病気や不快

症状を引き起こす原因になります。また、アトピーなどの皮膚症状にもストレスの影響は色濃く現れ、症状の悪化や改善スピードを大きく左右するのです。

当院を訪れた患者さんに対し、症状やこれまでの経緯、生活状況などをくわしくヒアリングしていますが、アトピーの患者さんに限らず、ほとんどの人はなんらかの悩みやストレスを抱えています。それもそのはずです。病院で治療を受けても症状が改善せず、当院にまでわざわざ足を運んでいるわけですから、患者さんたちは来院した時点で、精神的に追いつめられていたのかもしれません。

アトピーは外見でもわかる病状ですから、周囲の人から赤く荒れた肌を見られてしまうことも、強いストレスを感じる原因になります。湿疹や滲出液(しんしゅつ)が、人目にふれやすい顔や首に広がると外出をためらうようになり、とくに女性の場合はやむなく休学や退職に追い込まれてしまった人もいます。当院を訪れたとき、「知人に紹介されてきましたが、この状態だと、あまり大きな期待をしないほうがいいのでしょうか」と、最初から悲観的になっている人もいました。

かゆみや外見などで日常生活が制限されてしまうのは、本当につらいことだと思います。また、お子さんが「かゆい、かゆい！」といって体をかきむしる姿を見るのは、親心としても耐えがたいことです。アトピーの患者さんや家族が、1日も早くかゆみから解放されたい、解放させてあげたいと思っていることを、私も日々、痛切に感じています。

当院で主に行っているのは、筋肉の緊張や骨格のバランスを整えて、さまざまな不快症状を改善に導く施術ですが、実際のところ、それだけでは症状の改善に至らないこともあります。なぜなら、痛みやこり、不快感など、あらゆる症状はストレスに大きく左右されるからです。

そのため、患者さんごとの症状に合わせて施術を行うだけでなく、硬くこわばった心も解きほぐし、精神状態も含めて全身のバランスを整えていくことが大切になってきます。

私たちは、時間をかけて心身の状態をカウンセリングし、施術中も患者さんとコミュニケーションを取りながら、日常生活のさまざまな悩みを聞き、アドバイスしています。施術中にやりとりする会話の中で、少しずつ患者さんたちが心を開いてくると、筋肉や関節もほぐれてきて骨格バランスが整いやすくなり、症状も快方に向かっていくのです。

ストレスは炎症やかゆみを増幅させる

では、なぜストレスが、症状の悪化につながるのでしょうか？

そもそもストレスとは、自分の存在や生存を脅かすような危機的事態を意味しています。私たちは自らの存在や生存を脅かすような事態（ストレス）に遭遇すると、自己防衛本能から「戦うか、あるいは逃げる」といった行動をとるようにできています。

このとき、体の中では交感神経（体を緊張させる自律神経）が活発に働き、副腎皮質からステロイドホルモンの一種である「コルチゾール」というホルモンが分泌されて非常事態モードに入ります。その結果、血圧や血糖値、心拍数、体温などが上昇し、脳や筋肉も過剰に緊張した状態になるのです。さらに、ストレスは神経を過敏にしたり、血中ヒスタミン（かゆみの原因物質）の値を上昇させたりして、かゆみを増幅させます。

こうしたストレスに長くさらされることは、けっしていい状態とはいえません。脳や心臓、血管など全身に大きな負担をかけてしまうからです。

そこで、しばらくすると脳は非常事態モードを解除して心身を鎮めるために、交感神経の働きやコルチゾールなどのホルモン分泌を急激に抑えようとします。この現象は「ネガティブ・フィードバック」と呼ばれる自己調整機能で、これは「アトピーのリバウンド」について述べたときも解説しました（78ページ参照）。

長期間、ステロイド薬を塗る、服用するなどして体の外部から大量に補っていると、自己調整機能としてネガティブ・フィードバックが働き、体の内側ではステロイドホルモンの分泌を抑えてしまうというものです。その結果、ステロイド薬の副作用を防ぐために一定期間、使用を止めると、体内ではステロイドホルモンの分泌が減っているので皮膚の炎症を抑えきれなくなり、さらに症状が悪化してしまう現象を「リバウンド」といいました。

同様に、さまざまなことを思い悩んで強いストレスが続くと、ある時点から自律神経の働きやステロイドホルモンの分泌を抑えるネガティブ・フィードバックが作動し、免疫力や新陳代謝が低下して湿疹やかゆみの悪化を招くことになります。

「なぜ、いつまでもよくならないの？」「いつまでこの苦しみが続くのだろう……」と悪いことばかり考えてしまうのは、自分自身に強いストレスをかけて、ネガティブ・フィードバックを働かせている状態なのです。

気持ちの切り替えが早い人は治りも早い

アトピーに限らず、私がこれまでにお会いした多くの患者さんをみていると、「あせらず、前向きにかまえている人のほうが改善スピードは早い」という傾向があります。

初見でかなり重症にみえていても、「この治療センターを紹介してくれたアトピーの知人もきれいな肌になったのだから、私だって絶対によくなりますよね！」と元気に問いかけてくる人もいて、「強い人だなあ」と感心することがあります。

このように**前向きな人の多くは気持ちの切り替えが早く、ストレスによるダメー**

ジを受けている時間が少ないといえます。そのぶん、ネガティブ・フィードバックにさらされるリスクも減り、免疫力や新陳代謝の低下を招きにくくなります。

また、私たちのアドバイスに対しても「なるほど、今までのスキンケアは間違っていたようですね」とか、「体のゆがみが影響しているとは知りませんでした」などと素直に受け入れて、「今日から生活を変えてみます！」と即座に行動へと移す積極性があります。そして、少しでも皮膚や体調にいい変化が現れてくると、改善に向かっているという自信も持てます。あせらずに気持ちを切り替えることは、自らをストレスから解き放ち、心と体にプラスの影響を与えるのです。

アトピーのお子さんの場合も、実はお母さんたちの態度が大きく影響しています。お子さんに常に寄り添い、生活を管理しているお母さんたちが感じる不安やあせりなども、お子さんは微妙に感じ取っているのです。お母さんが気落ちしてストレスを抱え込んでいる姿は、お子さんの気持ちもふさがせて自然治癒（ちゆ）力を発揮しにくくします。

お子さんの前では明るくおおらかな気持ちでアトピーの改善に取り組み、スキンケアや食事、睡眠などをいい方向へ導いてあげてください。実際に、**お母さんの態度や考え方しだいで、お子さんの症状が早期に回復するケースは当院でも数多くみています。**

アトピーは一朝一夕でよくなるものではありませんが、これまでに述べてきた生活習慣や薬の使い方を正しい方向に変えていき、自分からあえてストレスを大きくしないようにしていけば、皮膚はしだいに本来の新陳代謝を取り戻していきます。そのいい流れを変えないようにあせらず対処しさえすれば、やがて健康な皮膚が範囲を広げていくでしょう。

あなたのポジティブスイッチをONにする

「半月ほど湯治に行ったら肌がきれいになった」とか、「郊外に引っ越ししてから湿疹やかゆみが薄らぎました」といった話を聞いたことはないでしょうか？

これは、毎日温泉に入ることで皮膚が清潔になったり、温まって血流がよくなったり、温泉の成分が皮膚の炎症を抑えたということも考えられます。また、転居先のきれいな空気が体質を改善するきっかけになったのかもしれません。

ただし、温泉地や自然豊かな土地に住んでいてもアトピーで悩む人はいるのですから、これらの理由だけでは説明がつきません。考えられる主な理由としては、これまで抱えていた仕事や学校、人間関係などのストレスから解放され、リラックスした時間を過ごせたことが症状の改善につながったのではないでしょうか。

そうはいっても、誰もが温泉療養や引っ越し、転職などを、そうそう気軽にできるわけではありませんし、居場所を変えても、そこでまた新たなストレスの原因が出てくるかもしれません。

つまり、**変えるべきなのは環境よりも、自分の心の持ちよう**。ストレスに囲まれた状況でも、いやな思考をいったん断ち切って、精神的な負荷を軽くしましょう。

それは、けっして難しいことではありません。**頭をからっぽにしたり、ちょっと気持ちが上向きになったりする時間を作り、「ポジティブスイッチ」をONにすればいい**のです。

すぐにできることでいえば、音楽を聴く、香りのいいコーヒーやハーブティを飲む、軽くストレッチをする、外の景色をボーッと眺める、部屋を掃除するなどでも気分転換が図れます。

また、休日なら旅行やショッピング、映画に行ったり、スポーツで汗をかいたり、親子でイベントに参加したりと、日常から少し離れた時間を作ることが、あなたのポジティブスイッチをONにしてくれるでしょう。

また、わずかでもアトピーが治りかけている部分に注目すると前向きな気持ちになれるのと同様に、仕事や人間関係などでもいい面を探してみると、案外、仕事でやりがいのある部分、相手の長所などが1つや2つは見えてきます。すると、張りつめていた気持ちがスーッと軽くなり、「まあ、なんとかなるさ」と楽観的にかまえられる場合が少なくありません。

人それぞれ思考を切り替えるポジティブスイッチは違いますが、気持ちが軽くなり、ストレスを一時的でも断ち切れる趣味や習慣、クセを作ってみましょう。

気持ちを整理するアトピー日記

近年、アトピーのストレスや無意識のかきグセを減らす方法として「日記」が注目されています。ストレスが大きい人ほど、知らぬまに患部を引っかいてしまう習慣が多くみられることから、その無意識の行為にブレーキをかける方法としてふだんから日記を書くことがすすめられているのです。このように、自分の行動パターンを把握する方法を「認知行動療法」といいます。

日記に記入する主な項目は、**❶毎日のストレス度（10段階）、❷ストレスを感じる原因、❸かいた部位、❹かいた時間**、これらを箇条書きにしていきます。

日記を続けていると、ストレスの原因や頻繁に肌をかいている部位や時間帯がわかるので、ストレスの原因を解決する方向に動いたり、かきたい衝動が抑えられたりするようになるのです。また、かきたくて我慢できないときでも、そのことを意識していると、無造作に強い力でひっかくことがなくなり、皮膚を傷つけるリスクも減らせます。

アトピー日記の記入例

		MEMO
日　付	4月　24日（金）	肌をかくのを我慢するのは難しいが、こする強さを多少は加減できるようになってきた。
❶ ストレス度	弱い ←→ 強い 1 2 3 4 5 6 7 (8) 9 10	
❷ ストレスを感じる原因	仕事の多忙と人間関係。イライラして夜も寝つけない。	
❸ かいた部位	首、ほお、腕が特にかゆいのでその付近を中心に強めにこすった。	
❹ かいた時間	15：00　24：00　1：20	

		MEMO
日　付	4月　25日（土）	日中はそれほどかゆみが気にならないが、就寝前になると、毎晩かゆくなる。
ストレス度	弱い ←→ 強い 1 2 3 (4) 5 6 7 8 9 10	
ストレスを感じる原因	休日なので気らくだが、数時間の自宅作業中に気が滅入った。	
かいた部位	首、ほお、腕を軽めに。	
かいた時間	15：00　24：00　：	

		MEMO
日　付	4月　26日（日）	自転車で買い物をしているときは、かゆみを忘れる。帰宅後にいろいろ考えていたら、かゆみが再発した。
ストレス度	弱い ←→ 強い 1 2 (3) 4 5 6 7 8 9 10	
ストレスを感じる原因	日中はノンストレス。夜に仕事を思い出し気分は最悪！	
かいた部位	顔や首を軽めにこする程度。	
かいた時間	18：00　23：00　：	

		MEMO
日　付	月　日（　）	
ストレス度	弱い ←→ 強い 1 2 3 4 5 6 7 8 9 10	
ストレスを感じる原因		
かいた部位		
かいた時間	：　：　：	

実際に、ある大学の研究でアトピーの患者さん27人に日記を指導したところ、24人は自分のかきグセを自覚できるようになり、21人はかく回数が減って皮膚の状態に改善が見られたとのことです。

無意識のかきグセが気になっている人には、日記の習慣をおすすめします。

視線を少しずらせば明るい未来がみえてくる

アトピーの改善に取り組む過程では、症状が一進一退をくり返したり、途中でリバウンドが起こるなどして、気持ちが折れかかってしまう人もいるでしょう。

それでも、薬の使い方や体のゆがみ、食事、睡眠など、これまでに述べてきた問題点を1つずつ修正していけば、初めは小さな範囲かもしれませんが、治りかけている部分が必ずみつかるので、そこに注目してください。

赤い湿疹ばかりみていれば気持ちも沈んでしまいますが、治りかけている部分に意識を向けるようにすると、現在行っている取り組みに自信が持てるようになり、アトピーの改善が現実的なものとしてイメージできるようになります。こうして明るい未来がみえてくると体の内側でも自然治癒力の発揮されやすい状態になるので、きれいな肌の範囲はさらに広がっていくはずです。

「悪い部分よりも、治りかけている部分を探す」

これもポジティブスイッチの1つです。視線を少しずらすだけで意識も大きく変わり、心の負担はスーッと軽くなります。こうしたストレスのかわし方を身につけることが、最後にみなさんが手に入れるべき第7のカギになります。

7つのカギで扉を開けて本来の肌へ

アトピー性皮膚炎を克服するために、みなさんはこれまでに7つのカギを手に入れてきました。

第1のカギ ▼ 自然治癒力のしくみ
第2のカギ ▼ 薬の使い方

- 第3のカギ ▼真のスキンケア
- 第4のカギ ▼体のゆがみの調整
- 第5のカギ ▼バランスのいい食事
- 第6のカギ ▼睡眠の質の向上
- 第7のカギ ▼ストレスの軽減

すでに治療法の見直しや生活習慣の改善によって、これらのカギのいくつかを手中に収めていた人もいるでしょう。それでも肌の湿疹やかゆみが消えなかったのは、ほかのカギのどれかが足りなかったからです。

日々の暮らしを振り返りながら、自分が持っていなかったカギはどれなのか、もう一度点検し、取りこぼしのないように1つずつカギを拾い集めてください。その地道な取り組みが、必ずアトピーを改善へと導いてくれるはずです。

7つのカギを集めてすべての扉が開かれたときに、本来の健康的な肌と出会うことができるでしょう。

終　章

すべての扉を開けた人たちの体験談

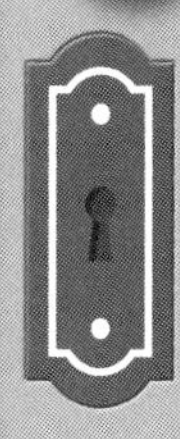

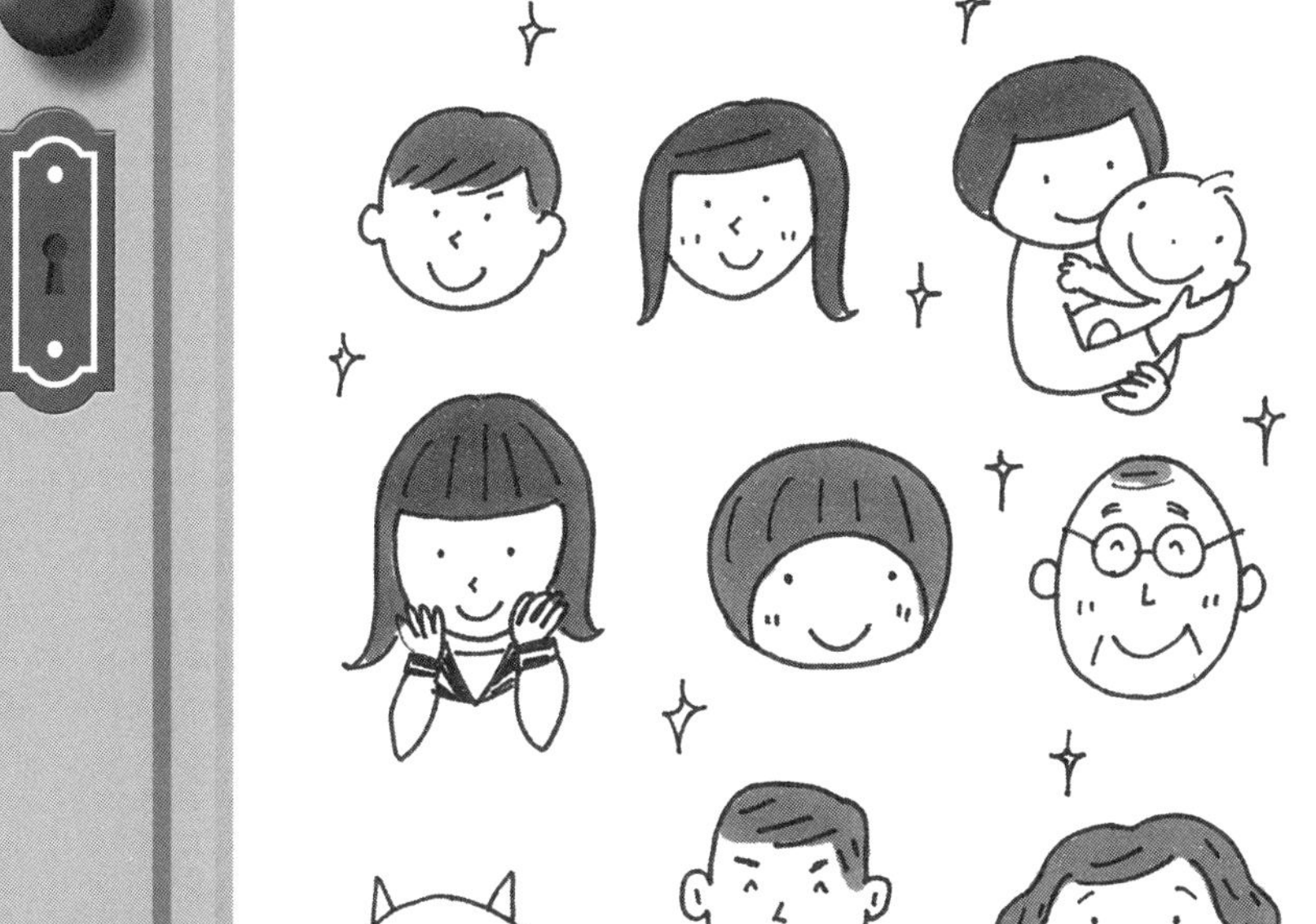

私の治療センターには、お母さんに抱っこされてくる乳幼児や手を引かれてくる小学生、受験前の中高生もいれば、さまざまな年代の会社員や主婦もやってきます。どなたも湿疹やかゆみなどに長い間悩みつづけ、アトピー性皮膚炎という暗い部屋に閉じ込められていました。

当院のホームページやブログでも紹介していますが、これから紹介する患者さんたちは、自分に必要なカギを手に入れて自然治癒力を取り戻し、アトピーから解放された人たちです。

患者さんたちが経験したことを垣間見ることは、読者のみなさんにとってもきっと参考になるはずですから、ぜひアトピーを克服するヒントとして役立ててください。

アトピー克服の光が見えてきました

▼10歳・小学生女子Aさんの母親

娘は1才でアトピーを発症し、皮膚科を受診して抗アレルギー薬とステロイド薬による治療を受けていました。保湿薬も欠かさずにつけていましたが、いっこうに改善するようすはなく、医師から「気長に治療を続けていきましょう」という言葉を何度も聞かされたものです。

皮膚科から処方される薬のほかに、漢方薬や乳酸菌など、アトピーに有効といわれるものを試してみましたが、あまりよくなりません。強いかゆみから娘の体はいつも傷だらけで、服もシーツも出血で汚れていることがたびたびありました。

娘が10才を迎えるころになると、私も同年代の子どもたちと娘の肌をつい比べてしまうことが多くなりました。年ごろになった娘のために、何かほかの方法を試してみようと思い、インターネットで知った川井先生の治療センターを訪れたのです。

初日は、先生から体のゆがみが自然治癒力を低下させることについて説明されました。そして、自宅では親子のスキンシップも兼ねて、「子ども向け骨盤ゆらし（152ページ参照）」を行うように指導されました。

娘にとって、骨盤ゆらしは遊戯のようで面白かったようです。1日あったことを話しながら行う骨盤ゆらしは、私たちの大事なコミュニケーションの時間になりました。また、保湿薬の使い方や入浴などについても具体的にアドバイスを受けたので、それを娘と二人三脚で実践に移すようにしたのです。

こうしたセルフケアを楽しみながら行っている私の姿勢が伝わったのか、娘も笑顔で応じるようになり、3ヵ月近くが過ぎると湿疹に覆われていた皮膚の中にきれいな部分が増えてきました。

以前はかゆみで夜中に目を覚ますことの多かった娘ですが、就寝前に「手足のマッサージ（114ページ参照）」をしてあげると朝まで熟睡している日が増えて、シーツを血で汚すこともほとんどなくなりました。治療センターに通いはじめて約6ヵ月が過ぎましたが、先生たちのアドバイスや励ましのおかげで、ようやくアトピー克服の光が見えてきました。

かゆみが治まって無事志望校に合格しました

▼14歳・男性・中学生　B君

僕は、かなり重症のアトピーに苦しめられてきました。

いつも体じゅうがかゆくて、顔もお腹も背中も手足も、かき傷だらけでした。かゆみの原因は皮膚の乾燥だと信じていたので、ステロイド薬のほかにも1日3〜4回は保湿薬を塗り、かゆくてたまらないときは漢方薬の塗り薬も使っていました。それでもかゆみは止まらないし、高校受験も近いので、母が探してくれた川井先生の治療センターに望みをかけました。

先生からいわれたのは、自己判断で保湿薬を使いすぎていたかもしれないということ。薬の塗りすぎが皮膚の新陳代謝を低下させて、それがかゆみの原因になっている場合もあるという説明を受けました。そして、薬の使い方の見直し、スキンケアとして石けんを使って体を洗うこと、かゆいときの対処法などのアドバイスを受けました。

今までたくさん塗ってきた保湿薬を減らすことはかなり不安でしたが、皮膚科の先生にも相談しながら少しずつ塗る回数や量を減らしていきました。

また、ネコ背の姿勢もアトピーと関係しているといわれ、正しい姿勢を身につけるために「左わきプッシュ（142ジペー参照）」「スイミングエクサ（144ジペー参照）」、寝る前には「骨盤ゆらし（150ジペー参照）」を行いました。受験勉強中にこれらの体操を行うと体がらくになり、気分もすっきりします。こういう生活を2ヵ月くらい続けるうちに、肌の湿疹が薄くなり、かゆみも治まってきました。治療センターで先生から「肌がきれいになってきたね」といわれたときは、アドバイスのとおりに生活習慣を変えて本当によかったと思いました。かゆみが弱くなったことで勉強に集中できるようになり、志望校も無事に合格。今では肌の傷や赤みもほとんどなく、日常生活を送るうえで全く不都合がなくなりました。

かゆみから解放されて涙が出るほどうれしかった

▼27歳・男性・会社員　Cさん

私は14歳のころからアトピーになり、肌にいいといわれている健康食品や入浴剤、漢方薬などもいろいろと試しました。アトピー治療で知られている各地の病院にも赴き、目新しい治療を受けてみたものの、自分には合わなかったようです。

ひどいときは首や腕の皮膚が硬くなり、関節を伸ばそうとすると皮膚が引っぱられて傷が広がってしまい、あちこちが痛みます。夏の日差しを浴びたり、冬に冷気が当たったりするだけでも痛むので、毎日がつらくて苦しく、会社に行くことさえためらわれる日がたびたびありました。この痛みやかゆみ、そして精神的なストレスは、アトピーを経験した人でないと、けっしてわかってはもらえないでしょう。

つらい日々の中、友人から川井先生の治療センターを紹介してもらい、それまでとは違ったアプローチで、アトピーの克服に取り組むことになりました。具体的には、薬とのつきあい方から食生活、姿勢、睡眠、ストレスへの対処など生活全般の見直しです。アトピーの原因は1つではなく、さまざまな生活の問題点が複雑にからみあった結果であり、治療も生活の改善もトータルで進めていく必要があると初めて気づかされました。

これまでは痛みを和らげるために、保湿薬を朝、昼、お風呂上がり、就寝前と毎日4回塗っていましたが、それが逆に皮膚の健康を損なっていたのかもしれません。薬を塗りすぎないこと、よく体を洗って清潔に保つこと、ふだんの姿勢を正すこと、バランスのいい栄養をとることなど、どれも当たり前のようでいて、実はどれもできていなかったのです。それを毎日続けていくことが私にとっての課題でした。

そのうちに硬い皮膚がやわらかくなってかゆみも薄らいできたときは、これまでのつらくて苦しい日々から解放される期待で、涙が出るほどうれしかったです。

先生の指導を受けてから約2年になりますが、治療の基本は生活習慣の改善だと自分にいい聞かせ、それを地道に続けています。

薬を使わずにふつうの生活ができています

▼33歳・女性・会社員　Dさん

幼児期からのアトピーがいったん落ち着くも、20歳前後に東京で一人暮らしをするようになってから悪化していきました。

皮膚科に通うようになると、しだいにステロイド薬の使用量が増えていき、医師からは「症状が落ち着いてから減らせばいい」といわれたものの、皮膚の状態はあいかわらず改善しません。そのうちに、効果の現れない薬に頼りつづける現実がいやになり、一度やめてみることにしました。

さらに、半年後には独断で保湿薬を塗ることもやめると、途端にリバウンドがひどくなり、動くのも歩くのもつらいし痛い、という最悪の状況に陥ってしまったのです。

「これ以上、限界!」と思ってほかの方法を探していたところ、インターネットで川井先生の治療センターを知り、訪れてみることにしました。私の体は全身の筋肉が緊張して硬くなり、血流も悪くなっていたようです。施術を受けると体がリラックスして気持ちもらくになり、その日はぐっすりと熟睡できました。

自宅でゆがみ改善エクササイズを続けること、できるだけ睡眠時間を確保すること、また、ご飯やパン、麺類、お菓子などの糖質、揚げ物などの脂質も控えめにする代わりに、魚介類や豆類や野菜などを増やし、食事全体の栄養バランスを考えるようにアドバイスされました。

最初は「この状態を抜け出すのに何年かかるのだろう……」と不安でしたが、先生が温かく励ましてくれたおかげで、驚くほどスムーズに皮膚がきれいになっていったのです。

その後もセルフケアと施術を1年ほど続けるうちに、ふつうに仕事ができて、ふつうの生活を送れるようになりました。気温や体調によっては多少肌が荒れることもありますが、今でもステロイド薬はもちろん、保湿薬も使わずに過ごすことができています。

海水浴をしても皮膚がしみないことに感激した

▼18歳・男性・高校生

中学に入学したときから皮膚のかゆみや赤みがひどくなってきました。皮膚科では、ステロイド薬や抗アレルギー薬、保湿薬などたくさんの薬を処方されていたのですが、どんどん悪くなって入院治療を受けたこともあります。

アトピーはこのまま一生治らないのか……と落ち込んでいたところ、母親が知り合いから川井先生の治療センターを紹介してもらい、通ってみるようにすすめられました。

先生からは、皮膚の状態やこれまでの生活習慣、薬の使用状況などを熱心に聞かれ、生活習慣の問題点をアドバイスしてくれました。そして、ゆがみ改善エクササイズや石けん洗いなどを毎日行い、それまでベタベタ塗っていた薬の量も少しずつ減らしていくと、心配していたほど炎症は悪化することなく、むしろ皮膚がやわらかくなってきたように思えたのです。

3ヵ月ほどたつと炎症は軽くなり、皮膚のゴワゴワした感触が消えて、傷口も減ってきました。先生の「よくなってきているよ、きっと大丈夫！」という言葉が励みになり、いつかステロイド薬から離れられるような気がしてきたのです。

治療センターに通ってから1年くらいたつと、皮膚科でもステロイド薬や保湿薬を塗らなくてもいいといわれました。それまで皮膚に傷口が絶えることはなかったので、泳ぐこともできませんでしたが、夏に海水浴をしたときは皮膚がしみることもなく、なんて気持ちがいいのだろうと感激しました。

生活指導のおかげで薬を使わずに湿疹が治まってきた

▼49歳・女性・会社員

物心がついたときからアトピーでしたが、いったんは症状が治まり、その状態が15年近く続きました。後から思えば、その時期は海外生活だったので、アトピーが出なかったのかもしれません。

しかし、日本に帰国したのと同時期に、洗剤やクリームなどの化学合成物に触れると皮膚がかぶれるようになりました。病院のステロイド薬を塗っているときは、かぶれが一時的に治まるものの、しばらくたつと再発するというくり返しでした。

以前にアトピーの治療を受けていたとき、脱ステロイドを試したことがあります。そのときは大きなリバウンドもなく、自然とアトピーが鎮まったので2回めの脱ステロイドを始めたのですが、今度はリバウンドによって皮膚の状態が一気に悪化してしまいました。

それでも断薬を続けながら、川井先生の治療センターの評判を聞き、通院することにしました。当時は仕事に追われて休みも取れず、慢性的な肩こりや腰痛、便秘、だるさを抱えていたので、ストレスが皮膚に現れているように思えました。そのため、体のメンテナンスも兼ねて、アトピーの助言をしてもらえるのは好都合だったのです。

週2回の施術は、肩こりや腰痛を和らげて、気分転換も図れるいい骨休めになり、川井先生やスタッフからゆがみ改善エクササイズをはじめ、さまざまなセルフケアを教えてもらいました。

また、私の生活パターンをくわしく聞かれ、問題点を1つずつ検討していきました。とくに問題と思われたのが、生活のリズムが乱れていることでした。

夜更かしによる睡眠不足、不規則で栄養バランスの悪い食事、アルコールの過剰摂取、仕事のストレスなど、自然治癒力を低下させている要素はたくさんありました。それらを改善するには、仕事中心の生活ではなく、逆の発想で、自分の体調を中心に睡眠や食事、休養などの生活パターンを作ることが必要だったのです。こうして生活のリズムが整ってくると体調もよくなり、お通じが毎日くるようになりました。

ここまでくるのに約1年半かかりましたが、薬を使わずにリバウンドを脱出することができ、顔から首、手にも出ていた湿疹が薄くなりました。アトピーだけでなく、生活全般を的確にガイドしてもらったと感謝しています。

全身に広がったアトピーが2年で目立たなくなった

▼37歳・男性・会社員

社会人になるまでは、ひじの内側やひざ裏にしか湿疹はなかったのですが、25歳くらいから顔や首、お腹や手足にも広がってきました。

接客業の私は、仕事に差し障りがあってはいけないと思い、皮膚科で処方されたステロイド薬を全身に塗っていましたが、30歳くらいになるとアトピーはさらにひどくなり、母親が腰痛治療で通っている川井先生の治療センターに行くことをすすめられたのです。

湿疹が悪化したのは、仕事のストレスや不規則な生活、体のゆがみ、それに自己判断で薬をたくさん塗っていることなどが考えられるといわれました。

そこで、毎週、施術を受けながら自宅ではゆがみ改善エクササイズを行っていると、肩こりや腰痛が軽くなり、体調もよくなってきました。また、睡眠時間の確保やバランスのいい食事などを心がけ、薬も塗りすぎないようにしていると、湿疹が回復して小康状態を保てるようになってきたのです。

治療センターに通い出してから2年、よくなったり悪くなったりのくり返しで心が折れそうな時期もありましたが、現在は湿疹も目立たなくなり、アトピーだったというと驚かれることもあります。アドバイスのとおりに根気よく続けてよかったです。ありがとうございました。

川井筋系帯療法を受けられる施設

川井筋系帯療法（本部）東京治療センター

〒150-0002
東京都渋谷区渋谷3-17-4 山口ビル5F
TEL 03-3406-3791

川井筋系帯療法 横浜治療センター

〒221-0835
神奈川県横浜市神奈川区鶴屋町3-28-7 栄広第5ビル6F
TEL 045-324-1160

川井筋系帯療法式 船橋センター（Rasisa therapy）

〒273-0021
千葉県船橋市海神1-31-31 ジュネス海神103
TEL 047-495-3960

川井筋系帯療法式・大宮センター（にいのみ整体院）

〒330-0854
埼玉県さいたま市大宮区桜木町2-389 第17松ビル3F
TEL 048-783-4845

川井筋系帯療法式・名古屋センター（ふくやす整体院）

〒450-0002
愛知県名古屋市中村区名駅4-24-12 グローバビル5F
TEL 052-586-6761

川井筋系帯療法式・ヤマヤセラピー 札幌治療センター

〒060-0809
北海道札幌市北区北9条西3-1-1 パワービル札幌駅前4F
TEL 011-707-9700

＊公式ホームページ（http://kawaikinkeitai.co.jp/）をご覧ください

おわりに

私は「体のゆがみ」の専門家として、かれこれ25年以上にわたって整体師という仕事をしています。これまで、さまざまな症状で悩んでいる人たちに施術をしてきた中で、身体機能のしくみについて、実に多くのことを学ばせていただきました。

そして、数万人に及ぶ患者さんたちに施術をしてきた結果、病気や症状を回復に導くのは、最終的に患者さん自身に備わる「自然治癒力」であるということをあらためて実感しています。これは、アトピー性皮膚炎に限ったことではありません。どのような病気や症状にも当てはまる普遍の原理です。とくに原因がよくわからない、さまざまな要因が複雑にからみあって起こっている症状については、なおさらです。

私がこの本で述べてきたアトピーを改善に導くカギ——自然治癒力、薬、体のゆがみ、食事、睡眠、ストレスといったことは、目新しいことでも、特別なことでもありません。

多くの人が薄々は気づいている健康維持のキーポイントですが、至極当然のことなので、かえって誰からもくわしく言及されないまま、長年なおざりにされてきた盲点のように思えます。

実際、こうしたポイントを直視し、正していくことは、日々の忙しさやめんどうくささから、いい加減になっていたり、あるいは全く気にもとめられなかったりします。

しかし、病院で治療を受けても、自分でなんらかの手当てをしても体調が回復しないときは、こうした基本的なポイントにもう一度立ち返り、できることから始めていくことが、遠回りのようにみえて、実は近道になります。それは、この本で紹介してきた患者さんたちの症例からもおわかりいただけたでしょう。多くの患者さんたちは、当初、アトピーで荒れた皮膚にしか視線を向けていませんでした。しかし、着目すべきは皮膚そのものではなく、皮膚を健康な状態に保つための生理機能、つまり自然治癒力に目を向けるべきなのです。

自然治癒力を発揮させるために、今、自分は何をしたらいいか？　その点を意識しながら日々の生活を営むようになれば、アトピーは必ず快方に向かいます。その道先案内として、私どもの治療や研究の成果である「アトピーがよくなる7つのカギ」が、1人でも多くの患者さんたちに役立てば幸いです。

あせらず、あわてず、一喜一憂せず、内なる自然治癒力を信じて、多くの人が本来の健康で丈夫な肌を取り戻せるように願っております。

川井筋系帯療法治療センター　院長　川井太郎

川井 太郎（かわい たろう）

川井筋系帯療法治療センター院長。独自の手技療法「川井筋系帯療法」を確立し、身体不調の原因である体のゆがみを改善することでさまざまな症状の改善に成果をあげている。国際医療福祉大学大学院保健医療学修士、あん摩マッサージ指圧師、米国アンチエイジング医学会認定ヘルスケアプラクティショナー、日本抗加齢医学会認定指導士。著書に『薬に頼らずぜんそく・セキが止まるすごい方法』『腰痛が治るのはどっち？』『腰痛・股関節痛・足のしびれが消える「骨盤ゆらし」』『スマホうつ』がある。雑誌やTVなどマスメディアでの紹介多数ほか、健康関連の商品監修、セミナー講演も行っている。

編集　松井和恵
表紙デザイン　荒井雅美（トモエキコウ）
本文デザイン　ももいろプロダクション
イラスト　くまだ まり

薬に頼らず
アトピーがよくなる7つのカギ

2020年5月1日　初版発行

著　者　川井太郎
発行人　石井弘行
発行所　株式会社わかさ出版
〒105-0001 東京都港区虎ノ門2-2-5　共同通信会館9階
https://www.wks.jp
印刷・製本　中央精版印刷株式会社

●本書は専門家の監修のもと安全性に配慮して編集していますが、本書の内容を実践して万が一体調が悪化した場合は、すぐに中止して医師にご相談ください。また、疾患の状態には個人差があり、本書の内容がすべての人に当てはまるわけではないことをご承知おきのうえご覧ください。

●この本に関する質問・感想は、下記の連絡先までお寄せください。
メール books@wks.jp

ISBN978-4-86698-005-8